AF595854

DU COTÉ SAIN

DANS LA

COXALGIE DES ENFANTS

PAR

Léon-Oscar CADET-NAUDET

ANCIEN INTERNE DE L'HOPITAL DES ENFANTS DE BERCK
(ASSISTANCE PUBLIQUE)
ET DE L'HOPITAL NATHANIEL DE ROTHSCHILD
MÉDAILLE DE BRONZE DE L'ASSISTANCE PUBLIQUE
DOCTEUR EN MÉDECINE DE LA FACULTÉ DE PARIS

PARIS
ALPHONSE DERENNE
52, Boulevard Saint-Michel, 52
1883

A MON EXCELLENT PÈRE

A LA MEILLEURE DES MÈRES

A MES PARENTS

A MADAME CAZIN

Au chevet des pauvres malades je vous ai vue si souvent donner de votre vie, au sein de votre excellente famille vous m'avez toujours si gracieusement accueilli, que je ne sais comment vous présenter ce faible hommage des meilleurs souvenirs.

A MADAME LA BARONNE JAMES DE ROTHSCHILD

Grâce à vous, j'ai pu entendre les malheureux dont vons séchez les pleurs prononcer le nom de leur bienfaitrice ; le bienveillant intérêt que vous avez bien voulu me témoigner en me permettant de vous aider dans votre inépuisable charité, me crée deux espèces d'obligations, une de gratitude envers vous, une de dévouement à vos malades.

A LA MÉMOIRE VÉNÉRÉE

DE M. LE Dr PERROCHAUD

Ancien médecin de l'hôpital de Berck-sur-Mer

A MON BIEN CHER MAITRE

LE DOCTEUR CAZIN

Médecin de l'hôpital de Berck-sur-Mer

C'est avec un sentiment d'affection profonde, que je me souviendrai toujours de vos bonnes leçons et de vos excellents conseils : je ne pourrai jamais m'acquitter assez envers vous, puisque chaque jour une preuve nouvelle de votre sollicitude vient gratifier d'un nouvel impôt ma reconnaissance.

A M. LE DOCTEUR OLLIVIER

Médecin de l'hôpital Saint-Louis

Hommage de vive gratitude.

A MES AUTRES MAITRES DANS LES HOPITAUX

A MON PRÉSIDENT DE THÈSE

M. LE PROFESSEUR VERNEUIL

Qui a tant contribué par son brillant enseignement à élucider les questions si controversées et si obscures touchant la coxalgie.

A MONSIEUR BRELET

Secrétaire général de l'Assistance publique

Hommage respectueux et vifs remerciements pour l'intérêt que vous m'avez en tout temps manifesté.

A MONSIEUR LACAUX

Directeur de l'hôpital maritime de Berck

Souvenir de bonnes relations.

A MES DEUX BONS AMIS

MESSIEURS CLAVERIE ET LAPLANCHE

A MON EXCELLENT COMPATRIOTE

MONSIEUR LE DOCTEUR MIDRIN

A MON ANCIEN COLLÈGUE ET EXCELLENT CAMARADE

M. LE DOCTEUR P. DHOURDIN

A MES AMIS

DU COTÉ SAIN

DANS LA

COXALGIE DES ENFANTS

La fonction fait l'organe.

AVANT-PROPOS

Pendant nos trois années d'internat à l'hôpital maritime de Berck-sur Mer où sont dirigés presque tous les enfants des hôpitaux de Paris atteints d'affections chroniques et scrofuleuses, et où viennent également de nombreux enfants de la province, il nous a été donné d'observer un nombre considérable de malades affectés de coxalgie, ne faisant jamais un séjour de moins d'une huitaine de mois sur les bords de la mer.

Dans l'examen approfondi de tous ces coxalgiques, et particulièrement dans notre soin à comparer toujours entre eux les membres inférieurs, nous avons vu si fréquemment le membre sain présenter des phénomènes nouveaux dans son aspect, son attitude, sa nutrition, son développement que notre attention a été spécialement dirigée de ce côté. Nous avons donc étudié les différentes modifications survenues dans la conformation et le fonctionnement normal du côté du corps opposé à la coxalgie.

En faisant des recherches, *de animale visu*, et en poursuivant cette étude comparative du membre coxalgique et du membre sain, nous avons en outre observé un fait qui n'a été signalé nulle part par les auteurs ayant écrit sur la coxalgie : nous voulons parler d'un gonflement presque constant, avec coloration plus ou moins foncée de la peau au niveau de la face supérieure de la région métatarso-phalangienne, du pied du côté malade, et occupant principalement la moitié externe de la ligne d'insertion des orteils. Cette ligne d'insertion, qui très souvent, à l'état normal, forme une légère dépression en gouttière, est ici visiblement bombée par suite d'un épaississement très sensible au toucher et à la vue du tissu sous-dermique.

Telles sont les observations qui nous ont suggéré l'idée du travail que nous soumettons aujourd'hui à l'indulgence de nos juges.

Dans notre étude, nous avons été encouragé par notre actif et savant maitre, M. le Dr Cazin, médecin et chirurgien de l'hôpital maritime de Berck-sur-Mer, qui a mis gracieusement sa bibliothèque à notre disposition, et nous a communiqué bon nombre de notes utiles, doublées de plusieurs remarques inspirées par sa sagacité habituelle. Qu'il nous soit permis de lui exprimer ici toute notre reconnaissance et toute notre affection pour ses bons conseils, ses excellentes leçons et l'intérêt constant qu'il nous a toujours porté. Nous n'oublierons jamais que, grâce à son extrême bienveillance, nous avons eu souvent, nous simple élève, la bonne fortune de pratiquer sous ses yeux plusieurs opérations importantes.

Que M. le Dr Ollivier, médecin de l'hôpital Saint-Louis,

qui a mis tant de bonté à guider nos pas dans l'étude de la médecine reçoive aussi l'hommage de nos sentiments dévoués.

Nous adressons également nos plus vifs remerciements à M. le professeur Verneuil qui a bien voulu nous faire l'honneur d'accepter la présidence de cette thèse.

DÉFINITION ET DIVISION DU SUJET

La première idée que doit faire naître à l'esprit le sujet de ce travail : « *Du côté sain dans la coxalgie* » est celle qui ressort naturellement de la considération de notre économie, à savoir que partout où il existe deux organes idéalement symétriques, destinés à remplir simultanément une seule et même fonction, si l'un de ces organes est intéressé pathologiquement, son congénère devra le suppléer par tous les moyens, pour que cette fonction puisse s'accomplir.

Ces moyens, en les appliquant dans la coxalgie, aux organes essentiels de la locomotion proprement dite, tels que les deux membres abdominaux qui servent également de colonnes de sustentation, donnent lieu à des changements d'ordres divers, du côté opposé à celui où siège la maladie, c'est-à-dire du côté sain.

Tout s'enchaînant dans l'organisme, il n'est guère possible de limiter cette question de suppléance ou de compensation, au membre inférieur sain inclusivement, à cause des phénomènes secondaires qui retentissent sur presque toute la moitié latérale du corps correspondant.

Ces modifications diverses du membre sain, ou plutôt de tout le côté sain dans la coxalgie sont, comme on le voit, principalement des modifications d'ordre physiologique. Nous les considérerons à deux points de vue importants : d'abord, sous le rapport de l'attitude du membre et du côté du tronc opposé à la coxalgie ; ensuite sous le rapport de la vitalité des tissus du côté sain (hypertrophie compensatrice du membre sain). Nous croyons utile de séparer ces deux sortes de modifications physiologiques qui sont les plus importantes, et qui sont par elles-mêmes bien tranchées. En effet, les unes, c'est-à dire les attitudes compensatrices ou harmoniques du membre sain, qui ont pour but de suppléer aux troubles pathologiques inhérents à la coxalgie du côté du membre affecté, sont obligatoires et ne peuvent pas faire défaut. Les autres au contraire, inhérents à l'insuffisance simple d'un des membres locomoteurs, considérés en tant qu'organes de travail, n'existent pas toujours et peuvent manquer.

La configuration des formes extérieures, pouvant résulter de ces deux sortes de considérations, attitude et vitalité, servira de complément à ces modifications d'ordre physiologique. Après ces dernières, nous consacrerons quelques lignes à étudier les modifications d'ordre pathologique que nous avons observées du côté opposé à la coxalgie, ainsi que les différents moyens de traitement dans lesquels le côté sain a été utilisé. Pour la clarté du sujet, nous croyons utile de tracer d'avance la marche que nous suivrons.

Après avoir, dans des préliminaires, exposé quelques généralités sur la question que nous traitons, en commençant par ce qui touche au côté historique et à la physiologie générale, nous examinerons les phénomènes physiologiques du côté sain en étudiant dans une première partie : 1° Les déviations compensatrices du membre et de tout le côté opposé à la coxalgie. 2° L'hypertrophie compensatrice du membre sain. 3° Les modifications relatives à la configuration extérieure du côté sain.

Enfin dans une deuxième partie, qui sera courte, nous réserverons un premier chapitre pour les modifications pathologiques du côté sain ; un deuxième chapitre consacré à passer en revue les moyens de traitement de la coxalgie où le côté sain a été utilisé, précédera l'exposé de nos conclusions.

PRÉLIMINAIRES

L'examen du côté sain dans la coxalgie, celui du membre abdominal surtout, en complétant l'étude de cette grave maladie offre de l'intérêt à plusieurs titres, dont le plus important est que, dans la coxalgie, c'est principalement d'après le membre sain pris comme terme de comparaison que l'on juge des lésions du membre affecté.

La partie historique de notre travail ne nous arrêtera pas longtemps, tous les auteurs qui ont écrit sur la coxalgie n'ayant rien dit de particulier sur le côté du corps non affecté. Depuis 1875, le docteur Cazin attire l'attention de ses élèves sur l'hypertrophie fonctionnelle du membre sain, et les met en garde contre l'erreur qui peut en résulter dans l'appréciation du degré d'atrophie du membre malade. Le volume exagéré du premier peut en effet faire considérer comme plus accusée la maigreur du second. Il ne faut pas oublier, dit-il, la phrase de Molière : « Ne voyez-vous pas que le membre prend à lui toute la nourriture? » Sous cette forme humoristique, cette observation contient une vérité qui n'a, je le répète, été imprimée nulle part, ni en France, ni en Allemagne.

Nous ne voyons que Barwel qui, dans son traité des maladies des articulations (1881), ait signalé incidemment et par un mot seulement l'hypertrophie du membre opposé à la maladie : « Flexion yields considerably to muscular effort; the thigh regains some of its normal size (the sound one is abnormally developed), But the pelvis remains permaneutly oblique, etc... » « La flexion est sous la dépendance d'un effort musculaire considérable, la cuisse regagne quelque chose de son volume normal (celle du côté sain est développée d'une façon anormale), mais le pelvis demeure oblique d'une manière permanente, etc... »

M. Benoît, dans sa thèse de doctorat soutenue à Paris en 1880 (*Étude sur les déformations apparentes des membres inférieurs dans la coxalgie*) parle en passant du membre sain, en même temps qu'il se sert de figures géométriques pour expliquer avec plus de netteté, certaines déviations du membre malade.

Cette pénurie de documents s'explique bien facilement si l'on considère que les changements opérés dans la manière d'être du côté sain dans la coxalgie ne troublent en rien la santé, qu'ils ne sont que les effets lointains et secondaires de la maladie, et que l'attention du chirurgien est particulièrement dirigée sur la partie du corps affectée primitivement.

A l'état normal, l'ensemble qui constitue la charpente de notre organisme peut être divisé en deux parties absolument symétriques par une ligne médiane. Rationnellement, la nutrition doit être la même des deux côtés, et le développement organique proportionné à cette nutrition, sans être plus considérable à droite qu'à gauche.

« Les organes locomoteurs, dit Bichat dans son ouvrage sur la vie et la mort, formés d'une grande partie du système osseux et de ses dépendances, ont une régularité, une symétrie qui ne se trahissent jamais. » Et plus loin : « La vie animale est pour ainsi dire double, ses phénomènes, exécutés en même temps des deux côtés forment dans chacun de ces côtés un système indépendant du système opposé, il y a, si je puis m'exprimer ainsi, une vie droite et une vie gauche ; l'une peut exister, l'autre cessant son action, et sans doute même elles sont destinées à se suppléer réciproquement. »

C'est dans le même ordre d'idées que Longet, dans sa physiologie, en parlant des appareils, tissus, organes de notre économie, s'exprime ainsi : « Aucune de ces parties ne semble provenir d'une autre ; elles paraissent pour ainsi dire indépendantes, mais elles tendent en réalité vers un but commun, et l'on ne tarde pas à les voir se raccorder entre elles suivant les lois d'une sorte de prévision ordonnatrice aussi admirable que mystérieuse. »

Maintenant, si nous voulons passer de la théorie à l'observation des faits, nous voyons que, d'après certains auteurs il faut faire quelques réserves, et dire qu'en considérant les deux membres locomoteurs, il existe quelquefois des différences, et que c'est le membre droit qui paraît dans ce cas le plus avantagé. Ainsi l'inégalité en longueur des deux membres inférieurs, le membre droit ayant une longueur physiologiquement plus accusée, est relatée par Barwel dans une note de son ouvrage déjà cité, sur les Maladies articulaires : « It is vell too, to remind my readers that « certain irregularites of grooth, quite independent of any « inflammatory affection, occasionally produces differences « in the length of the lower limbs, the right being usually « the longer. » « Il est bon aussi de rappeler à mes lecteurs que certaines irrégularités de croissance, tout à fait indépendantes de toute affection inflammatoire, produisent parfois des différences dans la longueur des membres inférieurs, le droit étant d'ordinaire le plus long. »

Martin à ce sujet rappelle les travaux de M. Cox et de M. Hunt (Assymetry of limbs. *American journ. of méd. science*, janvier 1877, page 144), et rapporte les résultats des mensurations faites sur 513 élèves du collège Girard (Philadelphie) dans lesquels 272 d'entre eux présentaient une irrégularité des membres, et 241 n'offraient pas de différences appréciables. Les mensurations ont été faites à l'aide d'un appareil imaginé il y a quelques années par Martin.

Brodie également, dit en 1863 M. Labbé dans sa thèse d'agrégation sur la coxalgie, a observé que parfois les deux membres inférieurs ne sont pas de la même longeur, et que cela peut résulter d'un vice congénital, le fémur et le tibia d'un côté se trouvant un peu plus longs que ceux du côté opposé. Si la différence est, comme il peut arriver, d'environ un pouce ou un pouce et demi, le sujet boite, et le grand trochanter du côté le plus long est plus proéminent que celui du côté opposé.

Cette particularité pourrait induire en erreur un observateur superficiel qui prendrait un cas de ce genre pour une coxalgie.

Écoutons enfin M. Geoffroy-Saint-Hilaire, dans son histoire des anomalies de l'organisation chez l'homme : « Une anomalie digne de quelque intérêt, dit-il, consiste dans le développement inégal des deux moitiés du corps, soit dans une, soit dans plusieurs régions, soit même dans toutes. On voit en effet, chez certains individus, un côté tout entier du corps (c'est ordinairement le droit), plus développé que l'autre. Mais la différence est presque toujours très faible, et tellement même qu'un examen attentif peut seul révéler cette légère variété de l'organisation. Plus souvent, il y a seulement inégalité entre les membres d'un côté et ceux de l'autre, ou bien entre les deux moitiés, soit de l'abdomen, soit de la poitrine, soit surtout de la tête. Toutes ces anomalies ne sont au reste véritablement remarquables que lorsque la disproportion est portée à un haut degré, ce qui n'a lieu que très rarement. Dans le cas contraire, elles constituent seulement de légères variétés, apparentes seulement pour l'œil exercé du peintre, du sculpteur, ou de l'anatomiste, et dont l'influence physiologique est entièrement nulle. »

Nous avons cru utile de rapporter ces faits notés pas les auteurs concernant cette asymétrie physiologique des deux côtés du corps, et des deux membres inférieurs principalement, parce qu'ils doivent être présents à l'esprit de l'observateur, lorsqu'il s'agit d'apprécier, dans la coxalgie par exemple, le degré de déviation, et la différence de longueur que l'un des deux membres peut présenter par rapport à son congénère.

Cela dit un peu longuement, revenons à la question même, et entrons dans notre sujet, en essayant, dans la mesure de nos moyens, d'exposer avant tout quelques généralités importantes ayant trait spécialement au caractère de dualité que revêt de prime abord le membre sain dans la maladie précitée, en tant qu'elle frappe d'impuissance le membre affecté.

Le médecin a pu remarquer que les enfants nouveau-nés, lorsqu'ils sont délivrés du maillot, et que les deux jambes sont libres, ont une tendance à replier celles-ci vers le corps par des mouvements ébauchés de va et vient, d'élévation et d'abaissement. Nous dirons donc avec M. Labbé (de la coxalgie, *thèse d'agrégation*, Paris 1863) à l'avis duquel nous nous rangeons complètement, que, dans les premiers mois de la vie, chez les enfants qui ne marchent pas encore, il y a un bon signe de la coxalgie, c'est celui qui consiste dans l'examen comparatif des deux membres, lorsqu'on tient l'enfant suspendu par les épaules. En effet, dans cette situation, ajoute l'éminent chirurgien, il s'agite et remue constamment le membre sain, au contraire le membre malade est plus ou moins pendant, mais surtout immobile. Si l'on va plus loin, et qu'on pince l'un des pieds, par exemple le pied sain, l'enfant criera en retirant le membre correspondant ; si au contraire on pince le pied malade, l'enfant criera toujours, mais la douleur articulaire l'empêchera de se soustraire aux excitations extérieures.

Plus tard, chez les enfants et aussi chez les adultes, quand ils marchent, ou quand ils courent, on peut constater que les pas sont inégaux ; ils appuient plus lourdement et plus longtemps sur le membre sain, ce qui produit, quand on ferme les yeux et qu'on écoute marcher, une différence de rhythme dans les bruits successifs occasionnés par les deux pieds au moment où ils frappent le sol. C'est ce que M. Marjolin a appelé le signe du maquignon.

Dans l'étude des débuts de la coxalgie, nous avons quelquefois pu entrevoir, en interrogeant les enfants intelligents et déjà d'un âge un peu avancé, que les premiers effets de la maladie consistaient assez souvent en certains troubles dans les mouvements de locomotion, tels qu'un trébuchement fréquent par maladresse du membre menacé, une sensation de raideur, une certaine faiblesse musculaire dans la région atteinte, une gêne difficile à définir, et enfin une succession de chutes ne pouvant pas être attribuées à d'autres motifs. Néanmoins, l'enfant continue toujours à marcher, quoique étant déjà affecté depuis plus ou moins longtemps, sans que les parents aient conçu le moindre soupçon de maladie. Ce n'est que lorsque les désordres se sont accusés dans les fonctions de la jointure pathologiquement prédisposée, claudication intermittente et progressive, puis fatigue douloureuse, qu'on s'aperçoit que l'enfant porte la main sur la région et se plaint de vraies douleurs. Logiquement, et suivant toute vraisemblance, cette incapacité commençante du membre coxalgique a entraîné son congénère, le membre sain, à un supplément de travail, avec tendance à l'excès. Dès lors, de plus en plus seul, et devant, pour l'équilibre dynamique de la locomotion, remplacer par une contraction suractivée des muscles, ses attitudes normales par des attitudes de travail, le membre sain sera sous le coup de la fatigue comme de la douleur qui lui succède à la longue ; il en sera de même dans les cas de station verticale immobile et prolongée, car à la tonicité permanente des muscles du membre sain à qui est confiée une plus grande part de l'équilibration, vient s'ajouter la contraction active proprement dite. Cette douleur ressentie du côté sain, Gibert (Étude clinique de la coxalgie observée chez les enfants, thèse de Paris 1859) l'a signalée en parlant de la claudication : « Les coxalgiques guéris avec ankylose, soit dans la cavité articulaire normale, soit dans la fosse iliaque, boitent tous en marchant, et la claudication est plus ou moins prononcée suivant le degré de raccourcissement du membre. Ils ne peuvent pas marcher longtemps sans se fatiguer et sans ressentir des douleurs, non pas seulement dans le membre malade, mais dans la jointure saine qui supporte plus de la moitié du poids du corps. »

La conséquence finale à tirer des diverses remarques que nous venons d'énumérer toutes à l'actif du membre sain, c'est qu'elles peuvent être considérées comme des phénomènes généraux, comparativement aux phénomènes à vrai dire locaux que nous allons examiner dans le cours de cet ouvrage.

PREMIÈRE PARTIE

PHÉNOMÈNES D'ORDRE PHYSIOLOGIQUE

Pour commencer, essayons d'exposer en quelques lignes et une fois pour toutes, ce que nous comprenons relativement aux questions de variations de longueur apparentes et réelles des membres inférieurs dans la coxalgie.

Inutile de rappeler qu'à l'état normal, dans la figuration d'ensemble du bassin et des membres inférieurs, les lignes de direction des membres peuvent être considérées comme faisant un angle aigu avec la ligne bi-cotyloïdienne, et que, largement écartées en haut, elles ont une direction oblique et convergente vers l'axe du corps au niveau des malléoles internes, autrement dit, les deux fémurs représentent les deux côtés d'un triangle isocèle, dont la base horizontale serait la ligne idéale qui réunirait les deux cavités cotyloïdes.

Disons de suite que les variations apparentes dans la longueur des membres abdominaux sont celles qui proviennent uniquement de ce que les deux membres, réunis entre eux par l'intermédiaire de la ceinture pelvienne, ont des positions différentes par rapport à l'axe vertical du bassin, qui, lui aussi, peut être plus ou moins élevé. Quant aux variations réelles, ce sont celles qui résultent de ce que le centre de la tête fémorale, élevé ou abaissé, ne correspond plus au centre du cotyle, ou bien de ce que que la longueur absolue du membre a été modifiée.

L'*allongement apparent* d'un des membres inférieurs, c'est son augmentation en longueur, constatée à la vue par la différence de niveau des deux malléoles internes, ou plutôt des surfaces plantaires, en comparant ensemble les deux membres, l'un ramené dans la position normale, l'autre dans la position où la maladie l'a placé avec cette réserve toutefois qu'il n'y a pas atteinte à la longueur absolue ou réelle du membre, et qu'il n'existe aucun changement dans les rapports naturels du fémur avec l'os iliaque.

L'*allongement réel*, c'est l'allongement avant tout indépendant de toute déviation du bassin, et attribué, par ceux des chirurgiens qui l'admettent à des causes nombreuses tendant à refouler la tête fémorale au dehors de la cavité cotyloïde (gonflement des os articulés ou des parties molles intra-articulaires, épanchement, relâchement des muscles de l'articulation, etc.). Il peut exister, mais dans les cas excessivement rares de coxalgie, avec déplacement de la tête du fémur malade dans la fosse ovalaire, ou sur l'ischion. Par contre, l'hypertrophie en longueur des os du membre sain est commune, comme nous le verrons.

Le raccourcissement apparent, c'est, contrairement à l'allongement, la diminution en longueur d'un des deux membres sans atteinte à sa longueur absolue ou réelle, et sans changements dans les rapports du fémur avec l'os iliaque, constatée à la vue par les différences de niveau des deux malléoles, ou des surfaces plantaires. Il faut nécessairement comparer ensemble les deux membres, l'un ramené par la pensée à sa position normale, car matériellement la chose peut être impossible, l'autre étant dans sa position pathologique.

Le raccourcissement réel consiste, le plus fréquemment, dans un arrêt de développement du membre dépendant de l'atrophie en longueur du tissu osseux. Il arrive également qu'il est dû à l'inégalité de niveau des surfaces articulaires de la hanche, le centre de la tête fémorale remontant au-dessus du centre de la cavité cotyloïde, comme par exemple, dans les cas de luxation dans la fosse iliaque, et de pénétration du fémur à travers le cotyle perforé.

Les questions d'abduction et d'adduction se trouvant liées à celles des variations dans la longueur des membres, consignons-les ici en les définissant. L'abduction, dirons-nous, c'est la tendance à l'écartement de l'un des membres du plan médian ou de l'axe général du corps, reconnu par l'allongement apparent qui en est le signe principal caractéristique. Elle est quelquefois difficile à reconnaître, quand il s'agit de coxalgie, parce que le membre sain instinctivement se rapproche pour venir s'accoler au membre malade. L'adduction qui, contrairement à l'abduction, ne peut exister sans flexion, est caractérisée par la tendance qu'a l'un des membres à se rapprocher de l'axe du corps, à le dépasser, pour croiser son congénère le long duquel il remonte, par suite d'un parallélisme instinctif, en sorte que finalement, les deux malléoles ne sont plus à la même hauteur. Le plus souvent, à cause de la flexion coexistante, le genou ne bute pas contre son congénère, mais le dépasse suivant un degré proportionnel à celui de l'adduction (1).

La flexion, puisque nous en parlons, est facile à constater : le malade étant couché de toute sa longueur, et la cuisse du côté de la *coxalgie étant même légèrement fléchie*, on appuie sur le genou de façon à faire cesser cette flexion, et le mettre au même plan que le genou du côté sain. Alors le bassin, entraîné comme s'il faisait corps avec le fémur, exécute un mouvement de bascule sur le rachis, s'infléchit en avant de telle sorte que sa partie inférieure se relève en arrière, emportant avec elle les vertèbres lombaires, d'où une concavité exagérée de la colonne vertébrale à leur niveau, avec saillie des fesses en arrière ; il se produit un angle entre le sacrum et la colonne lombaire qui est l'ensellure, laquelle masque la flexion pathologique du membre sur le bassin. Le degré d'ensellure produit est en rapport avec le degré de flexion, et réciproquement.

Les différences de longueur apparentes à la vue résultent de ce que l'on n'examine que les extrémités inférieures de deux leviers égaux. Pour ce qui concerne l'allongement apparent, il est d'autant plus marqué que l'écartement, c'est-à-dire l'abduction, est elle-même plus prononcée ; il n'y a qu'à partir d'une certaine limite qui semble être la direction perpendiculaire de la tige fémoro-tibiale sur le bassin, où le membre ne cesse de se raccourcir comparativement à sa longueur première. Pour reconnaître l'allon-

(1). Nous avons considéré ici l'axe vertical du bassin coïncidant avec l'axe général du corps ; autrement il faut toujours faire la part de l'inclinaison du bassin, généralement abaissé dans l'abduction, et élevé dans l'adduction.

gement, dit M. Nicaise (Diagnostic des maladies de la hanche, thèse d'agrégation, Paris 1869), il suffit de placer le membre sain dans la même position que le membre malade ; on constatera alors qu'ils sont égaux. On le reconnaîtra également par l'abaissement du bassin du côté malade, et tous les signes extérieurs de l'abduction, que nous donnerons plus tard, avec ceux de l'adduction, en parlant de la configuration des formes extérieures pour terminer cette partie qui a trait aux phénomènes physiologiques. Le raccourcissement apparent est d'autant plus marqué que le membre est lui-même dans une adduction plus prononcée. Il est souvent difficile de reconnaître mathématiquement le raccourcissement apparent, car dans les cas de forte adduction du membre malade, on ne pourra placer le membre sain dans une position symétrique ; le redressement du membre sous le chloroforme, quand il est possible, démontrera l'égalité des deux membres. Quant aux signes d'un autre ordre, ils nous sont fournis par le fait de l'adduction.

Pour arriver au chapitre des modifications de position du membre sain, ou plutôt des déviations compensatrices du côté sain dans la coxalgie, terminons ce préambule en négligeant de parler des différences apparentes de longueur des membres à la mensuration qui n'ont ici d'intérêt que le nom ; quant à la mensuration, dans certains cas peu fréquents d'allongement réel du membre coxalgique, on a rarement eu l'occasion de l'employer d'une façon utile, comparativement à ce qui a lieu dans les cas habituels de raccourcissement réel, surtout celui causé par l'atrophie du membre malade, comme l'ont démontré tous les auteurs, et comme, dans la suite l'a prouvé au moyen de chiffres M. le Dr Berguin, dans sa thèse sur l'atrophie du membre abdominal dans la coxalgie (Paris 1877).

L'hypertrophie assez fréquente du membre sain dans la coxalgie, qui constitue un allongement réel et que nous voulons à notre tour démontrer également par des chiffres, fait entrevoir suffisamment notre manière de procéder par comparaison. Ceci nous fournit l'occasion de dire que les questions traitées tout à l'heure relativement aux membres abdominaux, peuvent être aussi facilement appliquées ici au membre sain qu'au membre malade, ou tout au moins qu'on peut en déduire tout naturellement ce qui a rapport au membre sain.

CHAPITRE I

DÉVIATIONS COMPENSATRICES DU COTÉ OPPOSÉ A LA COXAGIE

Nous savons que dans la coxalgie qui présente son maximum de fréquence entre l'âge de 3 à 15 ans, c'est-à-dire dans la période la plus active du développement du corps, le membre inférieur peut se dévier sur le bassin de cinq manières différentes : en flexion, extension (très rare), abduction, adduction, rotation en dehors et en dedans; plusieurs de ces positions peuvent coexister en même temps. Réciproquement, le bassin peut de la même façon, en prenant le membre inférieur comme point fixe, exécuter les mêmes mouvements en sens inverse sur le fémur. Ainsi donc, que ce soit le fémur, que ce soit le bassin qui ait exécuté le mouvement, ou même tous les deux à la fois, l'attitude articulaire ne présente pas de différence. Il n'y a de changements que dans les rapports du bassin avec le rachis, ou des cuisses avec le tronc. Nous savons également qu'il résulte de l'étude de la coxalgie, quatre ordres de faits principaux, ou phénomènes consécutifs, qui sont étroitement unis l'un à l'autre et qui s'enchainent naturellement, à savoir :

1° Déviation unique du membre malade, sans compensation, se bornant à revêtir un des types suivants :

Flexion avec abduction et rotation en dehors.

Flexion avec adduction et rotation en dedans.

La flexion existe rarement seule et l'extension est exceptionnelle.

2° Déviations du bassin en sens inverse ; flexion, extension, inclinaison, rotation ou torsion.

3° Déviations de la colonne vertébrale par contre-coup, en sens inverse du bassin, afin de rétablir le centre de gravité, et replacer l'axe général du corps, dans la direction anormale des membres inférieurs : déviation antero-postérieure, déviation latérale, ou inclinaison du tronc, les dernières côtes étant plus rapprochées ou plus éloignées des crêtes iliaques, et enfin, torsion du tronc.

4° Déviations harmoniques ou compensatrices du membre opposé à la coxalgie, basées sur la solidarité naturelle qui existe entre les deux articulations coxo-fémorales par l'intermédiaire du bassin considéré comme formant une pièce unique.

Ces déviations complexes du bassin, de la colonne vertébrale et du membre sain n'étant que des attitudes secondaires compensatrices, ne sont généralement que passagères ; c'est pourquoi, lorsqu'on veut apprécier le degré des déformations primitives du côté coxalgique, il faut faire disparaître ces déviations secondaires, en rétablissant la symétrie de la colonne vertébrale, du bassin et du membre sain, de manière que le fémur soit dans la position exigée par l'angle que forment entre elles les parties osseuses de l'articulation malade.

Maintenant, faisons un peu de physiologie pure, dans l'intérêt de la clarté du sujet. Rappelons que dans le plan de la charpente humaine, à l'état physiologique, les dispositions anatomiques des organes sont coordonnées pour la station verticale. Les supports du système sont représentés par la tige fémoro-tibiale, brisée au genou, articulée à angle droit avec le pied, et offrant au niveau des têtes fémorales un axe de rotation sur lequel oscille la ceinture osseuse du bassin. Sur la base inclinée du sacrum, repose la colonne vertébrale, organe de transmission du poids du corps au bassin, et par suite aux membres inférieurs, dont les courbures alternatives se compensent l'une par l'autre. Nous savons de plus, que le centre de gravité du corps, comme l'a dit M. Giraud-Teulon (art. Locomotion dans le *Dictionnaire encyclopédique des sciences médicales*) se trouve au point d'intersection commun de trois plans : un plan médian vertical comprenant tous les centres de symétrie droite et gauche ; un deuxième plan coupant le corps en deux parties, l'une antérieure, l'autre postérieure, en passant par l'axe qui réunit les têtes des deux fémurs, et enfin un troisième plan perpendiculaire aux précédents, divisant la dernière vertèbre lombaire vers la moitié de son corps. — Dans la station verticale, pour que l'équilibre soit possible, il faut comme condition essentielle, que la ligne qui passe par le centre de gravité du corps tombe sur la base de sustentation représentée par les pieds, ou dans le parallélogramme construit aux limites des pieds lorsqu'ils sont écartés. Enfin, l'intervention musculaire adapte le corps en équilibre dans la station verticale. Dans une affection d'un des membres abdominaux, dont les désordres anatomiques et fonctionnels se traduisent comme dans la coxalgie par une insuffisance plus ou moins marquée du membre affecté, tout se passera suivant ces mêmes principes, avec cette différence que le membre sain à qui est échu un double et nouveau rôle est ici spécialement en jeu.

Afin de se mettre en équilibre, le malade tendra dans certains cas à rapprocher ses membres de manière que leur axe soit suivant une direction parallèle à l'axe du tronc, ou bien, il élargira sa base de sustentation, utilisant ainsi plus ou moins son membre malade ; mais il y aura toujours l'articulation du côté sain, qui par ses attitudes s'harmonisera et s'adaptera aux besoins de l'équilibre dans les limites de ses mouvements.

Il est inutile d'ajouter, qu'en dehors des attitudes du côté sain qui sont sous la dépendance absolue des difformités du côté malade, il y en a d'autres, telles que les attitudes automatiques, héréditaires ou acquises, qui spécialisent l'individualité, et les attitudes volontaires qui sont le propre de l'éducation sensorielle et caractérisent l'animalité, que nous ne pouvons faire entrer en ligne de compte pour la démonstration de notre sujet.

Nous croyons qu'il est impossible d'arriver mathématiment à préciser le degré de déviation apparente du membre sain, à cause de la différence des moyens de mensuration ; nous nous rangeons à l'avis de M. le professeur Verneuil : c'est l'œil de l'observateur qui dans ce cas est le meilleur instrument. « En dehors des procédés de mensuration, dit M. Labbé, (*De la coxalgie*, thèse d'agrégation, Paris 1863), il est un moyen de constater une différence légère de longueur des membres : on couche le malade sur un plan résistant, on place les genoux au contact, les deux cuisses demi-fléchies sur le bassin, les deux talons sur le même plan que le tronc et en contact. Si le bassin a éprouvé un mouvement de torsion, les genoux ne viennent plus se placer sur une même ligne transversale, et, suivant que le membre malade sera dans l'abduction ou l'adduction, le genou correspondant occupera un plan supérieur ou inférieur à celui du côté sain. » Mentionnons aussi en même temps le procédé signalé dans les auteurs, qui consiste à faire asseoir le malade sur un siège dont le dossier formerait un plan perpendiculaire avec la surface horizontale d'appui, le dos étant appliqué exactement sur le fond du siège, tandis que les jambes suivent la direction de la pesanteur ; on constate facilement si les deux genoux sont au même niveau.

Ces particularités connues, dans les paragraphes suivants, nous ferons correspondre avec chacune des déviations pathologiques du côté coxalgique, les modifications compensatrices qui se passent du côté sain, et nous étudierons simultanément ces trois phénomènes, attitude du membre, variations apparentes de longueur, et déviation du bassin, puis comme complément, les asymétries des deux moitiés du tronc.

FLEXION.

La loi la plus générale qui régit les faits d'ordre physiologique résultant de la coxalgie, c'est que tout mouvement devenu impossible dans une région du squelette est suppléé, quand cela se peut, par un mouvement d'une ou plusieurs autres régions tendant au même but (Art. Attitude. par Bouvier, *Dict encycl. des sc. méd.*).

Afin de mieux faire comprendre les rapports qui ont lieu

entre les modifications compensatrices du côté sain, avec les positions pathologiques habituelles du côté malade dans la coxalgie (abduction, adduction), nous supposerons, ce qui ne se rencontre que très exceptionnellement, un malade offrant du côté de l'articulation affectée, une flexion simple par ankylose, existant isolément. Disons de suite, que la flexion de l'articulation coxalgique qui accompagne l'abduction, et qui est inséparable de l'adduction, est souvent considérée isolément, lorsqu'on veut juger de la déformation de cette articulation en faisant tenir verticalement le malade sur le membre sain, et en rétablissant la symétrie du bassin et de la colonne vertébrale. Alors pendant que le membre sain suit la direction de la pesanteur, en se mettant dans le parallélisme avec l'axe principal du corps, on voit d'une façon évidente le membre malade porté en avant du plan du corps. Si on fait l'examen, l'enfant couché sur le dos, et qu'on ramène les lombes et le bassin dans leur position *normale et symétrique*, on *obtient le* même résultat.

Décubitus. — D'après les auteurs, *quand le malade est* couché par le fait de la douleur dès le début, il ne cherchera pas, par *des mouvements forcés, à rétablir un parallélisme* inutile des membres inférieurs, et alors il ne sera pas rare de voir une ensellure lombaire *qui* compensera la flexion, afin d'éviter les influences douloureuses étrangères, chocs, poids de couvertures, etc. Cette ensellure lombaire influe évidemment sur l'articulation saine, qui se trouve par conséquent un peu fléchie. Il peut arriver cependant dans les cas contraires, c'est-à-dire dans le cours d'une coxalgie, avec ou sans douleur, que le malade au lit, reposant sur le dos, tienne fréquemment son membre sain dans la flexion afin de rétablir le parallélisme avec l'autre membre. M. le Dr Cazin, dans sa nombreuse clientèle de la plage de Berck, en a observé un cas relaté dans l'observation du jeune C. qu'il nous a communiquée : ce petit malade, âgé de douze ans, est atteint d'une coxalgie qui date de sept ans ; il présente plusieurs fistules autour de l'articulation de la hanche, lesquelles fournissent une suppuration abondante. Immobilisé pendant dix-huit mois, il a bien guéri, et a repris l'exercice de la marche, tantôt avec, tantôt sans béquilles. Il est de nouveau actuellement dans une gouttière Bonnet depuis sept mois. Le membre malade est ankylosé dans la flexion à angle droit. Le membre sain est mobile et prend toutes les positions, mais il affectionne plus particulièrement la position fléchie, de manière à se mettre pour ainsi dire en parallélisme avec son congénère. M. le Dr Cazin fait exécuter quotidiennement des exercices gymnastiques aux membres supérieurs pour brûler l'urée.

Cette flexion de l'articulation saine est notée par M. Labbé, lorsqu'il dit que le malade étant couché sur le côté sain, les lombes dans leur direction normale, on s'assure qu'il existe, en même temps qu'un certain degré de rotation, un peu de flexion.

Station verticale. — Pour le besoin de cette attitude, au point de vue particulier qui nous occupe, il est clair qu'en invoquant la solidarité naturelle qui existe entre les deux articulations coxo-fémorales par l'intermédiaire du bassin, le membre sain, qui supporte une plus grande partie du poids du corps, aura une tendance à prendre une direction parallèle à l'axe du tronc, suivant la nécessité de l'équilibration, malgré la coexistence des déviations du bassin et de la colonne vertébrale.

Le contact nécessaire des deux pieds avec le sol, produit l'égalité dans la longueur apparente des deux membres inférieurs, et on constate que le bassin a basculé en avant sur la tête du fémur sain, en décrivant un angle équivalent à la flexion pathologique du côté opposé. Par le redressement consécutif du tronc sur les articulations sacro-vertébrale et lombaires, qui empêche le centre de gravité de tomber en avant du plan de sustentation, l'ensellure est fatalement produite. L'effet de cette compensation est d'amener la réalisation de la station verticale; dès lors, les articulations sacro-iliaques n'étant pas douées de mouvements, à cette flexion du côté de la hanche malade correspondra un certain degré de flexion de la hanche saine ; c'est là, ce qui arrive le plus souvent dans la première période de la coxalgie, d'après Follin et Duplay (art. coxalgie. Pathologie externe).

Marche. — 1er *cas*, peu fréquent, où, chez un coxalgique, le membre du côté affecté vient pendant l'acte de la marche se rapprocher simplement de son congénère sans progresser, le pied malade se contentant d'arriver à toucher le pied sain. Soit, par exemple, le membre gauche atteint de coxalgie ; en partant de la station verticale, nous verrons le fémur sain se fléchir sur le bassin pour quitter le sol et se porter en avant, le poids du corps reposant sur le membre malade. La cuisse du côté malade étant fixée dans la flexion avec le bassin, le genou de ce côté, par l'effet d'un mouvement de projection du bassin en avant, subira un mouvement de flexion, non plus sur place comme à l'état sain, puisqu'il est entraîné par le mouvement du bassin, et produira un raccourcissement nécessaire pour favoriser l'appui sur le sol du pied sain porté en avant. Alors le poids du corps tendra à se porter sur le membre sain, pendant que le membre malade, resté en arrière, touchera le sol par l'extrémité métatarsienne. L'immobilité pathologique de l'articulation coxo-fémorale empêchant l'extension de la cuisse malade en arrière, le bassin ne pourra opérer son mouvement de rotation sur la tête des deux fémurs, et ira simplement se porter en avant, sans se redresser, en décrivant un arc de cercle : c'est à ce moment que le pied malade quitte le sol, et que l'ensemble du membre et du bassin étant libre, est projeté en avant, en tournant autour du seul point mobile qui existe, c'est-à-dire la tête du fémur sain. Alors seulement le redressement total du bassin a lieu sur le pivot formé par le fémur sain ; c'est donc la hanche saine qui supplée à l'articulation malade, et en réalité c'est le membre sain qui effectue à lui seul la progression.

2e *cas.* — Où le membre malade progresse aussi, mais moins complètement que le membre sain. Ici la flexion pathologique est utilisée pour la marche, et la cuisse malade sera portée en avant par suite du redressement du bassin sur la tête du fémur sain qui a oscillé dans ses limites normales. Conséquemment, le genou sain, se fléchissant sans projection, permettra au pied malade de toucher le sol. Le poids du corps sera transféré en avant, supporté par l'articulation tibio-tarsienne de ce pied, et le membre sain se détachant du sol, la série des mouvements de progression présentera un type régulier.

Dans les cas où le pas du côté malade est très étendu, le

fémur malade est porté très en avant dans la progression, le redressement exagéré du bassin sur la tête du fémur sain dépasse l'attitude normale de verticalité, et par conséquent il y a extension du tronc sur le fémur.

Il peut arriver quelquefois que le malade, appuyant le poids de son corps sur le pied sain porté en avant, fasse décrire à tout le reste de son système organique un mouvement de rotation interne autour de la tête du fémur sain.

Si, comme dernier mode de locomotion, le sujet que nous avons supposé, par suite d'une flexion très prononcée, n'a pas recours à l'ensellure à l'aide d'un mouvement compensateur du bassin, voilà ce qui aura lieu : le départ ayant lieu du pied sain, le bassin devra se fléchir considérablement sur le fémur et le genou correspondants, de manière que le pied malade touche le sol. L'abaissement de la taille sera considérable, et la claudication très accusée conservera dès lors, par rapport au plan transversal, la symétrie de la partie du corps située au-dessus du bassin.

ABDUCTION

Le fait qui doit dominer toutes les fois que l'on considère l'ensemble du bassin et du membre inférieur, c'est qu'à l'état normal, les deux fémurs ne sont point dirigés perpendiculairement à *la ligne bicotyloïdienne* ; autrement dit, les deux leviers de l'articulation coxo-fémorale forment un angle aigu regardant en dedans, au lieu d'un angle droit.

L'abduction est presque toujours accompagnée d'un certain degré de flexion que l'on peut négliger, les deux corrections étant tout-à-fait indépendantes l'une de l'autre. Nous savons en outre que c'est l'allongement apparent du membre qui en est le signe principal caractéristique, quand elle ne dépasse pas certaines limites.

Ainsi donc, le membre sain, ici, pour se mettre en parallélisme avec le membre malade doit subir un mouvement d'adduction, en ne cessant de se raccourcir comparativement à sa longueur première, à mesure qu'il se rapproche du membre malade. C'est ce raccourcissement apparent du membre sain qui explique à lui seul, quand il n'y a pas déviation du bassin, l'allongement apparent du membre malade.

Décubitus. — En considérant au lit un coxalgique dont le membre malade est dans l'abduction, nous savons qu'il corrige instinctivement cette asymétrie plus ou moins gênante en rapprochant ses deux membres l'un de l'autre. Pour opérer ce rapprochement, le malade a eu à sa disposition deux moyens : ou il a incliné son bassin du côté affecté, à l'aide d'un mouvement de rotation dont le centre est l'articulation saine, ou bien, ce qui est la règle habituelle, surtout quand la maladie a été traitée dès le début par le repos horizontal, il a fait décrire à son membre sain un arc de cercle dont le centre est aussi la cavité cotyloïde saine, les deux épines iliaques restant fixées sur la même ligne de niveau.

En un mot, l'abduction du membre malade entraine au lit, cette modification physiologique, l'adduction du membre sain, et dans les cas ordinaires cette abduction rend compte du raccourcissement apparent du membre sain qui lui est proportionnel. En même temps, il existe un angle rentrant au niveau de la hanche malade, auquel correspond une saillie du grand trochanter du côté sain.

Les mêmes phénomènes se passent lorsque les deux épines iliaques sont situées à un niveau différent, c'est-à-dire lorsque par l'effet de l'abduction, l'épine du côté malade s'est abaissée, seulement ils sont plus accusés encore que précédemment, car au raccourcissement apparent du membre sain ou à son adduction vient s'ajouter l'abaissement du bassin du côté malade. L'accroissement de ce raccourcissement apparent du membre sain, s'arrêtera d'une part à la limite physiologique du mouvement d'abduction, et d'autre part il *rétrogradera* à mesure que l'abduction du membre malade s'accusera davantage, par la raison que ce dernier passe d'un allongement apparent à un raccourcissement progressif, comparativement à sa longueur première.

Le décubitus horizontal n'étant pas toujours la règle, en dehors du décubitus sur la région postéro-latérale (côté coxalgique) qui peut avoir lieu dans les cas non douloureux, le malade peut avoir une tendance à se coucher sur le côté sain, malgré la gêne notable causée par l'abduction du membre malade. S'il se couche sur le côté sain, l'abduction morbide finira par se transformer en adduction, soit par le fait de la maladie elle-même, soit par un effet purement mécanique, justifiant en cela les idées émises dans les écrits faits sur la coxalgie.

Station verticale. — 1er *cas* où le membre malade dans l'abduction légère, présente un allongement apparent. Soit par exemple le membre gauche affecté de coxalgie. Pour réaliser la station verticale dont les conditions sont de rétablir l'égalité apparente des deux membres sur le même niveau horizontal inférieur, le malade devra élever légèrement, le bassin du côté malade, et ce sera le fémur sain, immobile et fixe, qui servira de pivot dans le mouvement d'élévation de l'épine iliaque que l'on percevra plus ou moins distinctement en en faisant l'expérience sur un individu sain. En effet, le corps étant immobilisé tout entier dans une position symétrique, les deux pieds rapprochés, si on éloigne latéralement par un mouvement d'abduction, l'un des deux membres seulement, il arrivera un moment où il ne posera plus sur le sol. Alors, en rapprochant progressivement par une manœuvre contraire ce membre, de manière à le replacer dans la même position d'accollement primitif, on sentira le pied arrêté par le sol à un moment donné, et pour continuer le rapprochement, il sera indispensable que l'épine iliaque du même côté se relève légèrement en faisant son mouvement autour de la tête du fémur sain. Il y a donc dans ce cas, en nous reportant à notre malade, élévation du bassin du côté malade, la cavité cotyloïde saine restant au même niveau qu'avant la maladie.

2e *Cas.* Où à l'abduction précédente du membre coxalgique se joint comme c'est l'ordinaire, un certain degré de flexion. Cette union de l'abduction qui a pour effet d'allonger le membre, avec la flexion non compensée qui le raccourcit, permettra ici la station verticale sans qu'il soit nécessaire d'avoir recours à l'élévation de l'épine iliaque correspondante. Dès lors, le membre sain comparé au membre malade dont l'allongement apparent est par pure coïncidence contrebalancé par la flexion, offrira par rapport à lui-même et au bassin sa même longueur apparente et sa même position comme s'il n'existait pas de coxalgie, en ne considérant ici les choses que d'après les effets dûs à la simple position générale du corps, abstraction faite des variations qui peuvent être le résultat de l'hypertrophie en longueur. Dans l'exemple du membre gauche atteint de coxalgie, la base de sustentation est élargie par l'éloignement du pied malade qui s'écarte du pied sain proportionnellement au degré de l'abduction.

La symétrie des deux épines iliaques par rapport à chacun des axes possibles du bassin est conservée puisque la station verticale ne peut avoir lieu que par la flexion du membre malade, dont le pied correspondant est porté sur un plan antérieur (en supposant par le pensée que la jambe articulée avec la cuisse n'obéisse pas à la pesanteur, et qu'à elles deux, elles forment une tige flexible).

3ᵉ *Cas.* —Où l'abduction du membre malade est toujours renfermée dans des limites restreintes, c'est-à-dire dans une position qui ne dépasse pas la direction de la normale, ou ligne verticale perpendiculaire à la ligne bi-iliaque. Partant de ce principe, que dans la station verticale les membres formant la base d'appui, sont toujours sur le même niveau horizontal, nous verrons qu'ici la position du membre sain, uniquement par le fait de la volonté, pourra être symétrique à celle du membre malade, principalement dans le cas où l'abduction existe sans flexion.

Nous avons vu en effet, tout à l'heure, que, lorsque la flexion coïncide avec l'abduction, le malade n'a pas besoin pour se tenir debout de recourir à un nouveau mouvement anormal, attendu que la flexion existante suffit pour rendre possible la station verticale. Alors donc, dans la variété qui nous occupe, c'est à dire quand l'abduction existe sans flexion, le malade placera volontairement, sans y être forcé par la maladie, son membre sain dans une abduction légère qui équivaudra presque à l'abduction du membre malade.

4e *cas*, le plus ordinaire, où l'abduction du membre malade a dépassé les limites de la normale indiquée plus haut, le pied, avant toute modification compensatrice secondaire. ayant tout à fait quitté le sol. Le malade pour se conformer aux lois qui régissent la station verticale, ne pourra pas. comme au lit, se servir de l'adduction du membre sain, puisqu'il faut maintenant que l'axe des membres inférieurs soit parallèle à l'axe du tronc. En nous reportant à ce qui se passe dans le décubitus, ou, à la rigueur, le fait étant très rare, le bassin peut à lui seul réaliser la compensation et le rapprochement des deux membres, nous nous expliquerons ce qui a lieu dans la station debout ; et en effet, le poids du corps est supporté surtout par le membre sain, par conséquent, il ne peut plus se mouvoir, il est devenu fixe. Ce sera alors le bassin qui par l'intermédiaire de l'articulation coxo-fémorale fera les mouvements. Donc le bassin va s'incliner latéralement du côté malade, afin de permettre au pied écarté par l'abduction de toucher le sol, et ce sera la cavité cotyloïde saine qui tournera autour de la tête du fémur devenu immobile, et qui est avant tout le principal centre de ce mouvement du bassin. Dans cet abaissement du bassin du côté malade, l'épine iliaque ne bouge pour ainsi dire pas, contrairement à ce qui aurait lieu si l'axe des mouvements était considéré, comme d'après la théorie, passant virtuellement par le milieu du bassin, et non par le centre réel, la cavité cotyloïde saine.

Nous disons que le centre réel des mouvements est l'articulation saine, car les autres articulations voisines, sacro-iliaques, sacro-lombaire, étant pour ainsi dire, dénuées de mouvement latéral, à l'état normal, ne peuvent en tous cas y concourir que pour une part minime, et seulement à cause de la laxité articulaire, ou de l'existence antiphysiologique de certains mouvements de ces articulations, acquis par l'habitude venue de la coxalgie elle-même. — Dupuytren, dans ses leçons orales, rapporte le cas particulier d'un vieillard de soixante-quatorze ans affecté d'une double luxation congénitale chez lequel il y avait une sorte de diastasis de l'articulation sacro-vertébrale qui donnait lieu à une mobilité anormale entre le sacrum et la cinquième lombaire.

Notons, avant d'aller plus loin, la présence d'une légère ensellure, avec l'abaissement latéral du bassin qui vient de ce que la complication de flexion est la règle dans la coxalgie avec abduction.

5e *cas.* — Où l'abduction du membre étant très prononcée, dépasse de beaucoup les limites de la moyenne. En analysant l'attitude d'un enfant coxalgique se tenant debout dans les conditions actuelles, nous ferons les remarques suivantes. — Soit le membre gauche malade, il est porté en avant et en dehors à cause de l'abaissement du bassin, en outre l'articulation du genou est dans un degré de flexion proportionnelle à celle du fémur déjà dans l'abduction. — Le membre droit sain est alors non-seulement situé un peu en arrière, mais encore il est légèrement fléchi aussi au niveau du genou, afin de permettre au pied gauche de reposer sur le sol, le membre correspondant étant doublement raccourci par l'abduction d'abord, à laquelle est venu se joindre ensuite la flexion. Dans cette situation, le bassin étant abaissé du côté malade, a tourné encore sur la tête du fémur sain. Quelquefois le petit malade appuie la main gauche sur la cuisse correspondante pour soutenir le poids de son corps porté en avant.

Marche. — La marche, dans la coxalgie avec abduction, présente habituellement des caractères bien définis.

Soit un enfant atteint de coxalgie gauche, le malade étant debout sur le point de se mettre en mouvement, le membre gauche est dirigé en avant ou en dehors ; il commence par porter le poids de son corps sur le membre gauche, pour que le pied droit quitte le sol, ce qu'il fait en fléchissant la cuisse qui se trouve portée en avant ; voilà pour le premier temps. Dans le deuxième temps, le bassin se porte en avant, puis le genou malade se fléchit, ce qui constitue le troisième temps, le pied du côté sain appuie alors sur le sol et supporte tout le poids du corps. Dans le quatrième temps, le pied gauche quitte le sol, et le bassin fait un mouvement de rotation, en se redressant sur la tête du fémur sain, et en décrivant un angle égal à l'angle de flexion du premier temps. Le membre sain supporte à lui seul le tronc, et le membre malade est au-dessus du sol, dans sa position pathologique, ce qui termine le quatrième temps. Enfin l'inclinaison du bassin du côté malade, et au besoin la flexion du genou sain qui permet au pied gauche de reposer sur le sol, complètera la série des mouvements qui composent un élément de la marche ; la même série sera répétée pour arriver à effectuer une progression continue.

ADDUCTION

Disons d'abord que toutes les fois qu'il a adduction d'un des membres inférieurs, il y a toujours flexion ; ce n'est qu'à cette condition que l'adduction peut avoir lieu, quand la tête du fémur n'est pas sortie de la cavité cotyloïde.

De même que dans l'abduction, nous verrons dans l'adduction se produire le rapprochement instinctif des deux membres, soit que simplement le membre sain soit porté dans l'abduction, soit que le bassin du côté malade s'élève pour rétablir autant que possible, la direction rectiligne et non brisée de l'axe du corps. Ceci explique le raccourcissement apparent du membre malade, comparativement au membre sain qui paraît dans l'allongement. Tout se passe comme dans l'abduction, il n'y a qu'à intervertir l'ordre des mouvements, la véritable cause du raccourcissement du membre malade, c'est la convergence des deux membres inférieurs, à laquelle il faut ajouter, à part, l'atrophie en ongueur, lésion de vitalité que comporte aussi la coxalgie.

Ajoutons en outre, que la déviation compensatrice du bassin est beaucoup plus souvent la règle ici, parce que le champ de l'adduction est de beaucoup plus étendu que celui de l'abduction qui, lui, est comparativement restreint.

Décubitus. — Dans les coxalgies avec adduction très

prononcée, qui sont l'objet d'une poussée inflammatoire. si on examine la situation du malade dans le décubitus, on voit que l'enfant ne cherche pas à corriger par des mouvements secondaires, la déviation morbide ; c'est la cuisse saine qui, par sa face antérieure, supporte le genou du côté malade, reposant sur son condyle interne par suite de la rotation en dedans. Par conséquent, le membre suit la direction que la maladie lui imprime ; le décubitus a lieu sur le côté sain qui supporte son congénère, et la flexion elle-même n'est pas compensée par le phénomène de l'ensellure.

Dans les cas ordinaires de coxalgie avec adduction du membre affecté, le malade compense cette déformation de la façon la plus simple et la plus avantageuse, en rétablissant le parallélisme des membres et en les empêchant de se croiser.

C'est généralement par un mouvement inverse du membre sain, et c'est-à-dire au moyen de l'abduction que l'instinct cherche à opérer ce rapprochement des membres : et cette compensation est suffisante au lit ordinairement. Il arrive très fréquemment que par suite de la flexion coexistante, qui est ici beaucoup plus accusée que dans l'abduction, outre l'ensellure compensatrice, il soit nécessaire qu'à l'abduction du membre sain vienne se joindre l'élévation du bassin du côté malade. Alors ici encore il y a un mouvement du bassin autour de la tête du fémur sain comme pivot. Inutile de dire que l'accolement des membres peut être aussi produit par le fait seul de l'élévation du bassin du côté de la coxalgie, et que le centre du mouvement est la cavité cotyloïde saine.

Le décubitus dorsal étant rare, comme nous l'avons déjà dit, d'après les remarques que nous avons faites journellement à l'hôpital de Berck, les coxalgiques avec adduction du membre se couchent presque toujours sur le côté sain qui est dans l'abduction.

Station verticale. — Dans cette attitude, nous savons qu'en considérant par exemple une coxalgie de la jambe gauche avec adduction, le membre correspondant est porté en dedans et en avant à cause de sa flexion inévitable ; l'ankylose le maintient en outre dans cette position. Si le sujet s'appuie sur le membre sain d'une façon symétrique, le membre malade vient croiser le fémur en avant, et le pied correspondant ne touche pas le sol à cause du raccourcissement qui en résulte ; il est supporté dans quelques cas par le pied sain qui lui sert du point d'appui.

1° Dans le cas où la déformation est considérable, le malade ne fait rien pour réaliser la station verticale ;

2° Dans le cas où la déformation est moins prononcée, de la cavité cotyloïde saine comme centre du mouvement, le malade élèvera l'épine iliaque du côté malade pour rétablir le parallélisme du membre, et le pied du côté correspondant, par suite du raccourcissement du membre, touchera le sol seulement par l'extrémité métatarsienne. Nous n'avons rien à dire ici de l'ensellure qui corrige la flexion.

3° *cas.* — Assez fréquent, où l'enfant atteint de coxalgie, ayant le membre dans l'adduction peut reposer sur les deux faces plantaires. D'abord il y aura comme tout à l'heure un mouvement d'élévation de l'épine iliaque du côté malade autour de la cavité cotyloïde saine comme centre, pour ramener le parallélisme du membre, et pour détruire le croisement; l'ensemble du bassin et du membre malade tourne donc autour du fémur sain immobile. La distance du pied malade au sol étant encore augmentée, et l'abduction du membre sain n'étant pas matériellement possible pour réaliser l'égalité de niveau horizontal inférieur, le malade devra fléchir son genou sain. Alors on voit d'un côté le membre malade complètement étendu et reposant sur le sol par toute sa face plantaire, de l'autre on constate que le membre sain est fléchi au niveau de la hanche et du genou, lequel est sur un plan antérieur au genou malade. L'épine iliaque du côté malade reste toujours plus élevée que celle du côté sain.

Théoriquement, la projection du pied sain en avant peut produire une diminution de longueur favorable du côté du membre correspondant, mais cette ressource n'est possible dans la pratique que lorsqu'elle est combinée avec la flexion du genou.

En somme, pour ce qui concerne les effets compensateurs produits par l'adduction coxalgique dans la station verticale, nous dirons que toute compensation étant nulle encore, c'est autour de la cavité cotyloïde saine qu'a lieu le mouvement d'élévation du bassin du côté malade pour ramener le parallélisme des membres inférieurs. Il y a flexion du genou du côté sain, afin que le pied malade atteigne le sol. Au lieu de la flexion de la cuisse saine qui ne peut se produire isolément à cause de l'immobilité obligée du membre sain supportant le poids du corps, c'est l'ensemble du tronc et du membre malade qui se porte alors en arrière; il y aura de cette façon avec une flexion légère de la cuisse saine relativement au bassin, une flexion du genou sain qui fera saillie en avant du genou malade, lequel est dans l'extension.

Marche. — En appliquant les lois de la marche au genre de déformation que nous étudions, il en découle les conclusions suivantes : au début de la marche, le membre sain se portant en avant, il y a flexion de la cuisse sur le bassin. Le bassin à son tour se projetant en avant et en bas, la plante du pied sain s'applique sur le sol avec ou sans le secours de la flexion du genou malade.

Ensuite, il se fait un mouvement d'extension sur le fémur sain qui supporte le poids du corps pour ramener le membre malade dans la position du début. Dans le but d'activer le plus possible la progression, la flexion pathologique et l'extension très facile du tronc sur la tête du fémur sain, seront des auxiliaires puissants pour porter le membre malade le plus en avant possible.

De tous les faits que nous venons d'exposer, qui ont trait à l'abduction et à l'adduction, il résulte que le vrai centre des mouvements compensateurs n'est pas le milieu de la tige représentant la ligne bicotyloïdienne, mais bien la cavité cotyloïde saine.

DÉVIATIONS LATÉRALES SECONDAIRES DE LA COLONNE VERTÉBRALE ET LEURS RAPPORTS AVEC LE COTÉ SAIN DANS LA COXALGIE.

Dans l'étude de la coxalgie, nous n'avons pas oublié que du côté de la colonne vertébrale, il se produit des déviations secondaires, nécessaires aux besoins de la station verticale et de la marche. Ces phénomènes éloignés, en ce qui concerne la coxalgie, affection fréquente et plus spéciale à l'enfance, doivent être pris en sérieuse considération quand on réfléchit, comme le dit M. le Dr Tillaux dans son *Taité d'anatomie topographique*, qu'à cette époque de la vie où les os sont en voie de formation, les déviations, de rapides et passagères qu'elles sont, peuvent très facilement devenir définitives, et nuire au développement régulier des régions, Ces déviations du rachis jouent un très grand rôle sur la dissymétrie des deux moitiés du corps, soit que les pressions exercées dans un point aient excité la prolifération osseuse en l'exagérant d'un côté pendant qu'elles l'arrêtaient de l'autre, soit que les tractions musculaires aient déterminé, comme nous le verrons dans le chapitre suivant, l'hypertrophie partielle ou totale d'un côté, avec l'atrophie du côté opposé.

Pour être fidèle au plan que nous nous sommes tracé, c'est-à-dire de prendre chacune des déviations produites directement par la coxalgie, et de les comparer avec les positions que présente relativement le côté non affecté, nous allons, pour ce qui regarde le rachis, étudier les modifications qui se produisent dans le sens de sa direction.

La déviation antéro-postérieure, ou flexion de la colonne vertébrale produisant l'ensellure lombaire, ne nous intéresse pas directement : car elle ne peut guère être étudiée utilement dans le sujet que nous traitons qu'à un point de vue particulier de la mensuration de la taille générale. Les moyens de mensuration, en effet, lorsqu'il s'agit de connaître les rapports qui existent entre la taille et le degré de flexion, doivent porter sur le côté sain du tronc et sur le membre sain après toute déformation secondaire compensée, puis sur le côté malade dans l'attitude pathologique.

Les déviations latérales de la colonne dans leurs rapports avec l'abduction et l'adduction du membre coxalgique complètent naturellement ce chapitre. C'est principalement en considérant la longueur de la taille dans les attitudes principales à l'état sain, la station verticale par exemple, que nous avons à dire sur le côté opposé à la coxalgie. D'abord et avant tout, rappelons en quelques mots un fait physiologique qui nous servira pour expliquer naturellement ce qui se passe dans la moitié latérale du tronc du côté sain. On sait, d'une part, que plus le bassin est large, c'est-à-dire plus la distance des deux épines iliaques est grande, comme il arrive chez les femmes et les adultes, plus aussi l'angle formé par le membre sain et le bassin sera fermé, toutes conditions de la station verticale étant d'ailleurs satisfaites, bien entendu. D'autre part, moins le bassin sera large, plus l'angle précédent sera ouvert. L'angle varie donc ici en même temps que la longueur des côtés, et pour un même individu, cette longueur des côtés, ligne fémoro-tibiale, et ligne bi-iliaque, est astreinte à certaines limites. Les conditions d'équilibre de la station debout étant soumises à des lois immuables, les valeurs de l'angle formé par l'articulation saine seront donc en rapport avec le degré de déviation vertébrale qui détruit la normalité de la moitié du tronc correspondant au côté sain. Alors pour le besoin de la station verticale, dans les cas de coxalgie avec abduction et allongement apparent du membre de moyenne intensité, l'abaissement du bassin, par l'effet de sa rotation autour de la tête du fémur sain, nécessitera le redressement latéral du vachis qui dessinera une courbure à concavité tournée du côté sain ; il n'y aura pas de flexion du genou sain. Si au contraire l'abduction et l'allongement apparent du membre malade sont d'une intensité prononcée, on verra se produire la flexion du genou sain.

Quand il y a coxalgie avec adduction, et par conséquent avec raccourcissement, la colonne vertébrale étant déjà dans la flexion antéro-postérieure, se redressera latéralement, mais en décrivant une courbure à convexité tournée du côté sain. De cette manière, le pied malade atteint le sol en produisant préalablement, et comme caractère capital, une série de mouvements de flexion (cuisse, genou, pied) du côté du membre sain, qui contribueront à augmenter son raccourcissement apparent.

Il résulte de ces démonstrations, qu'en général, la courbure latérale de la colonne est la conséquence forcée de l'inclinaison du bassin sur le centre de l'articulation saine, et que la colonne s'infléchit du côté du membre le plus élevé pour rétablir l'équilibre ; en même temps que la taille diminue, comme le dit Bouvier (attitude, dictionnaire encyclopédique), un excès de pression a lieu sur le côté correspondant des vertèbres et des disques inter-vertébraux. Cette action contraire de la pesanteur peut y produire à la longue un affaissement partiel, d'où cette déformation permanente de la tige ostéo-fibreuse, dont nous avons déjà parlé. Signalons encore, pour terminer, l'inégalité du niveau des épaules, que M. le Dr Cazin nous a fréquemment fait observer chez les coxalgiques.

CHAPITRE II

HYPERTROPHIE COMPENSATRICE DU MEMBRE SAIN DANS LA COXALGIE.

L'hypertrophie du membre abdominal, du côté sain dans la coxalgie, est l'état d'épaississement et d'allongement de ce membre, provenant de la suractivité de son développement, et de la richesse de ses tissus élémentaires, état dénué de tout caractère pathologique. Ce n'est pas une difformité, mais c'est une modification physiologique, aussi l'avons-nous dénommée hypertrophie compensatrice.

Il ne faut pas confondre cette hypertrophie du membre sain avec l'augmentation de volume qui résulte de la différence observée quand on compare entre eux les deux membres abdominaux, car il faut faire la part de l'atrophie du membre coxalgique : ici, cette augmentation de volume n'est plus proportionnée au développement général de l'individu, et ne s'accroît pas, *pari passu* avec le reste du corps. Au contraire, on pourrait dire que le membre sain qui est hypertrophié est doué d'une activité vitale indépendante du reste de l'économie.

De même que dans l'atrophie du membre malade il y a atteinte des divers tissus qui le constituent, de même dans l'hypertrophie du membre sain tous les éléments organiques présentent un surcroît de développement. L'hypertrophie, en effet, porte, comme nous le verrons, sur tous les tissus, et les diverses portions du membre gardent généralement entre elles des proportions régulières : c'est sur le système osseux et musculaire que porte surtout d'une façon évidente cette hypertrophie. Les os et les muscles paraissent croître parallèlement en volume et en longueur, recouverts d'une peau également riche comme structure.

Dans une thèse de M. Valtat, inspirée par M. le professeur Lefort, et dans une autre de M. Berguin, faite à Berck sous les auspices de M. le Dr Perrochaud, médecin de l'hôpital maritime, il a été démontré que les affections articulaires, et en particulier la coxalgie, amenaient l'atrophie du membre correspondant, ou plutôt produisaient un arrêt de développement des divers tissus qui le composent. Mais dans l'appréciation matérielle de cette atrophie, en ce qui concerne le membre coxalgique, nous avons remarqué qu'elle a été évaluée simplement, suivant la différence trouvée entre le membre malade et le membre sain. Elle a été exagérée, car on n'a pas compté avec l'hypertrophie qui pouvait exister du côté du membre sain, et qu'il fallait déduire pour avoir la valeur réelle de cette atrophie. C'est pour cela qu'il est utile de connaître l'hypertrophie du membre opposé à la coxalgie, et que nous avons essayé de la démontrer, en comparant avec soin le membre malade avec le membre sain, et en considérant celui-ci ramené à son état normal, c'est-à-dire tel que la constitution de l'individu, son âge, sa taille l'auraient fait, s'il n'y avait pas eu coxalgie de l'autre côté.

Cette hypertrophie, disons-le dès à présent, n'existe pas constamment, mais elle est suffisamment fréquente pour attirer l'attention de l'observateur, et à première vue, le malade étant debout ou couché, la différence de volume des deux membres, et la disproportion souvent très apparente du membre indemne avec le degré de développement du corps en général, peut déjà faire soupçonner l'existence d'une hypertrophie réelle ou absolue : nous disons, hypertrophié reelle, car l'atrophie du membre coxalgique peut faire croire à une hypertrophie de l'autre côté ; l'erreur est permise, surtout quand la différence de volume des deux membres n'est pas très prononcée.

Ainsi donc, nous pouvons décomposer cette différence de la façon suivante : 1° Atrophie du côté malade, résultant de l'arrêt dans le développement normal du membre, et de l'amaigrissement par défaut de nutrition.

2° Accroissement physiologique du membre non affecté, qui a lieu *pari passu* avec le reste de l'organisme.

3° Accroissement superflu du même membre par hypernutrition des tissus qui le constituent.

C'est cette dernière modification qui constitue l'hypertrophie compensatrice que nous étudions.

Dans les conditions de l'affection coxalgique, les causes de l'hypertrophie du membre sain sont nécessairement multiples, et peuvent donner lieu à l'émission d'une hypothèse rationnelle. D'abord ce genre d'hypertrophie, comme on le conçoit, ne peut commencer et se continuer que pendant l'enfance et la jeunesse, c'est-à-dire pendant la période de croissance, pour cesser à l'adolescence, époque où le squelette a atteint son complet développement, et c'est lorsque le malade commence à marcher, lorsque les membres entrent en action que les phénomènes compensateurs apparaissent. Sous l'influence d'un excès de vitalité dans l'évolution physiologique due à l'insuffisance universelle du membre atteint de coxalgie, la distribution des vaisseaux étant corrélative au volume des organes de même que la circulation l'est à leur fonctionnement, nous dirons que les muscles sont hypertrophiés, parce que les os sont hypertrophiés, et parce que, comme eux, ils sont soumis à une vitalité et à un fonctionnement pour ainsi dire doubles. Nous savons que l'atrophie du membre coxalgique reconnait différentes causes dont la conséquence est une diminution dans l'apport du liquide sanguin, et une immobilité plus ou moins accusée du membre : ces causes, pour la plupart agissent mécaniquement ; ainsi, d'après M. Broca dans une leçon qu'il a faite à l'hôpital des Cliniques, sur l'atrophie osseuse, à propos d'un coxalgique, l'artère fémorale, par suite du gonflement de l'articulation malade, et d'un changement consécutif dans le rapport des parties environnantes, au lieu de passer au devant de l'articulation, est déviée de sa direction normale, et décrit une flexuosité supplémentaire qui doit retarder et diminuer le sang dans le réseau artériel inférieur.

L'adduction du membre malade par la compression plus ou moins marquée desvaisseaux et par le ralentissement du cours des liquides déterminera l'anémie partielle. L'attitude fléchie, si fréquente, produira le même effet. Ensuite vient en ligne immédiate l'inertie obligée des muscles dont l'atrophie et la faible contraction nuisent encore à l'activité circulatoire. Ajoutons à cela, l'accaparement pour ainsi dire du liquide sanguin, que nécessite le travail inflammatoire de l'articulation coxo-fémorale affectée, et qui fait que la partie du membre située au-dessous n'est pas suffisamment alimentée. Les considérations pathogéniques de l'atrophie du membre coxalgique, comportent, à notre avis, en elles-mêmes l'explication de l'hypertrophie compensatrice du membre opposé : et en effet, l'aorte fournissant physiologiquement une égale quantité de sang aux deux artères iliaques, il s'ensuit que si d'un côté il y a une entrave quelconque, l'autre côté en profite, et le membre sain qui reçoit une plus grande quantité de sang, et auquel incombe un surcroît de fonctionnement, présentera une circulation plus active, et se développera plus considérablement. L'influence fonctionnelle que nous invoquons, joue en effet un grand rôle, et les attitudes qui nécessitent une certaine force musculaire, comme l'a dit Bouvier (art. Attitude, *Dictionnaire encyclopédique*) tendent réellement, par leur répétition, à accroître la puissance contractile des muscles qui en sont les principaux agents : leur nutrition peut se trouver par là activée, et leur volume augmenté. Les physiologistes ont signalé en outre depuis longtemps le relief très prononcé des muscles plus spécialement mis en jeu dans les mouvements et dans les attitudes de quelques professions. Nous savons que le pétrissage de la pâte, et les efforts qu'elle nécessite de la part des mains et des bras, détermine chez les boulangers un développement considérable des muscles du membre supérieur, surtout du biceps. Dans l'industrie de la soie, chez les tourneurs qui font marcher à bras les dévidoirs, on a noté un développement considérable des membres supérieurs. Chez les danseuses, les muscles des jambes et du bassin sans cesse stimulés deviennent le siège d'une nutrition excessive, qui se manifeste par un développement anormal de ces parties. Cette hypertrophie est surtout caractérisée par la saillie des mollets. Les masses sacro-lombaires sont très augmentées de volume chez le porte-faix. On a souvent remarqué l'exagération du système musculaire chez les hommes qui traînent de lourds fardeaux dans une charrette à bras; ne voit-on pas aussi tous les jours des individus qui se servent plus exclusivement d'une main que de l'autre, avoir la première plus développée que la seconde, et par suite, le membre et l'épaule du même côté ?

Il en est de même pour les membres abdominaux, si l'un d'eux, atteint de coxalgie, ne sert plus à la marche, il prend nécessairement moins de nourriture que celui du côté opposé, qui est obligé à lui seul de supporter le poids du corps, et qui travaille donc pour deux. Toutes ces modifications résultent de l'exercice habituel d'une seule ou de plusieurs parties du corps, et on se trouve en présence d'une suractivité semblable à celle que la gymnastique par exemple, peut développer à volonté dans des muscles, ou des groupes musculaires donnés.

En résumé, d'après les raisons que nous venons d'énumérer, il y a donc apport de sang plus considérable du côté du membre sain. Il est évident que les muscles, au moins pour la longueur, vont suivre l'accroissement des os, et ils s'allongeront surtout pendant l'enfance, et proportionnellement aux os sur lesquels ils s'insèrent. Il en sera de même pour le volume ; ces muscles sont des forces agissant sur un levier à la puissance duquel elles doivent être proportionnées ; si ce levier devient plus fort, les muscles le deviendront aussi, et leur nutrition sera activée d'autant.

D'après le même ordre d'idées, il est rationnel d'admettre que les vaisseaux, les nerfs et toutes les parties qui constituent le membre locomoteur prendront leur part de cette hypernutrition, et de cet accroissement régulier.

Cependant, toutes les parties peuvent ne pas participer également à l'hypertrophie, et en effet, il faut faire la part certains muscles, qui se développeront plutôt que d'autres, suivant leur concours plus actif, et leur prépondérance dans l'accomplissement de certains mouvements.

M. Trélat (*Archives médicales*, 1869) a appelé l'attention sur une différence de volume que peuvent présenter les deux parties latérales du corps, et qui s'observe surtout au membre inférieur ; elle tient à une hypertrophie unilatérale. On pourrait croire à une maladie de la hanche, en voyant l'allongement du membre, l'épine iliaque du côté hypertrophié plus élevée, le pli fessier plus élevé et plus profond ; mais la déviation du bassin disparait si l'on fait fléchir le genou du côté hypertrophié, comme l'indique M. Nicaise (*Thèse d'agrégation de Paris*, 1869. Diagnostic des maladies de la hanche).

Il est inutile de dire qu'on ne peut d'aucune façon confondre cette hypertrophie du membre sain avec celle qui résulte d'un état morbide, soit de l'os lui-même, soit des tissus voisins. L'hypertrophie du membre sain se rencontre aussi, mais à un plus faible degré, dans les cas de paralysie infantile unilatérale. C'est là la véritable hypertrophie physiologique ; aussi il sera difficile, dans les cas de coxalgie consécutive à une paralysie infantile, de rapporter l'hypertrophie du membre sain à la paralysie ou à la coxalgie.

On distinguera sans difficulté ces cas d'hypertrophie existant en même temps que de l'atrophie, et qui constituent la paralysie graisseuse musculaire (pseudo-hypertrophique) de Duchenne, de Boulogne. C'est ici une rupture d'équilibre ; un des tissus malades influence son voisin et réciproquement.

Comparés entre eux, les deux membres dans la coxalgie, d'après ce que nous venons de dire, paraissent donc être de deux âges différents ; ils se développent parallèlement, en gardant chacun leur proportion.

Parmi les diverses parties du membre dont on peut plus facilement apprécier l'anomalie de développement, nous avons dit que c'était le tissu osseux, c'est-à-dire le squelette, et les masses du tissu musculaire. Nous savons également que si d'un côté, l'atrophie du membre coxalgique est caractérisée par un état d'amincissement et de raccourcissement, l'hypertrophie du membre sain est à son tour constituée par le développement anormal de ce membre suivant tous ses diamètres. Dès lors, pour atteindre le but que nous nous sommes proposé, nous avons à examiner l'hypertrophie longitudinale, et l'hypertrophie circonférentielle. Par rapport au membre malade, l'augmentation en longueur de l'autre membre est relativement facile à constater. Si l'on prend un malade susceptible de présenter une hypertrophie du membre inférieur opposé à la coxalgie, et si on le couche sur un lit, on sera frappé de suite de la disproportion des deux membres ; on verra que les points de repère ordinaires de mensuration, têtes fémorales, genoux, malléoles qui ne sont plus au même niveau, présentent entre eux des distances inégales de chaque côté.

L'augmentation de volume en circonférence peut aussi, par comparaison, être évaluée facilement ; mais il y aurait avantage à pouvoir déterminer la part qui revient au tissu musculaire et celle qui revient au tissu osseux, chose difficile à exprimer par des chiffres de mensuration. De la façon que nous avons compris l'hypertrophie du membre sain, ce n'est qu'en utilisant une certaine quantité de nécropsies, matériellement impossibles à nous de réunir, et surtout en faisant des pesées, qu'on pourrait arriver à des résultats tout-à-fait mathématiques ; il nous a fallu suivre une autre méthode moins satisfaisante, mais qui est la seule pratique.

Voici les procédés de mensuration que nous avons employés, avec l'application des mesures obtenues pour démontrer l'hypertrophie du membre sain dans la coxalgie.

Pour le développement en longueur, nous avons dû mesurer alternativement les deux segments du membre, fémur, jambe. Nous avons suivi le procédé de Follin, qui consiste à prendre supérieurement un point fixe sur le fémur, et inférieurement l'interligne articulaire de la jointure fémoro-tibiale, facile à trouver. Pour la jambe, nous avons mesuré sur son côté interne la distance qui sépare cet interligne du sommet de la malléole interne. Nous avons déterminé le développement en épaisseur du membre par la mesure de sa circonférence, dans ses diverses parties, au niveau du tiers supérieur de la cuisse, et à 3 centimètres au-dessus de la rotule ; à la jambe, vers sa partie moyenne, à l'endroit où la saillie du mollet est le plus prononcée ; au niveau de sa partie inférieure, nous avons mesuré le diamètre bi-malléolaire.

Comme on le voit, nous ne pouvons mettre sous les yeux, l'hypertrophie séparée des os et des muscles ; l'absence d'un nombre suffisant d'autopsies nous a mis dans l'impossibilité de faire un travail de ce genre. Nous n'avons pu évaluer que l'hypertrophie en longueur du squelette du membre ; l'hypertrophie de l'os en volume, et l'hypertrophie musculaire sont évaluées ensemble, d'une façon approximative, et comprises dans la circonférence totale.

Quant à ce qui a rapport au volume du pied, nous en parlerons après, et c'est ce qui nous servira de moyen de transition pour arriver à l'étude des altérations de symétrie dans la configuration extérieure des deux moitiés du corps, lorsqu'il y a coxalgie. Nous avons pris nos mesures de longueur avec un instrument absolument semblable à un compas de cordonnier ; nous sommes servi d'un mètre gradué ordinaire, en bois, que nous avons partagé par le milieu, de manière à avoir une règle de cinquante centimètres ; ce qui est une division bien suffisante. Nous avons fait fixer à l'extrémité où est placé le 0 une lame en cuivre, perpendiculaire, longue de 6 centimètres dont l'extrémité libre est terminée par une pointe mousse. Une deuxième lame de cuivre de la même forme, fait corps à sa base avec un curseur monté à coulisse sur cette règle, lequel peut être rapproché ou éloigné à volonté. On comprendra facilement l'avantage de cet instrument quand on songera qu'il est destiné à se placer dans les interstices articulaires et sur des rebords osseux. L'usage de notre compas est donc très simple, et on ne contestera pas sa supériorité sur le ruban métrique qu'on emploie habituellement. Celui-ci produit une cause d'erreur, par le fait de la différence d'épaisseur des muscles, et par les saillies qui peuvent exister sur la distance du trajet d'un point à un autre. Le ruban métrique nous a servi pour mesurer la circonférence du membre, et à cet effet, nous avons fait faire une fenêtre longitudinale occupant toute la longueur de notre règle graduée, de manière à y faire passer ce ruban. De cette façon, après avoir pris la longueur d'un os en appliquant la pointe des deux lames de cuivre à chacune des extrémités, et en lisant la division qui correspond au point d'arrêt du curseur, on mesure la circonférence des membres comparés à des niveaux qui sont toujours les mêmes, et toujours dans le même rapport avec la longueur des os. Toute erreur causée par des mesures prises sur les membres à des niveaux différents se trouve ainsi conjurée.

Maintenant, pour vérifier l'état de l'hypertrophie du membre sain dans les cas de coxalgie, nous avons mis notre soin à rechercher parmi les autres enfants de l'hôpital de Berck exempts de toute maladie pouvant exercer une influence quelconque sur les membres inférieurs, un sujet présentant le plus possible les mêmes conditions de taille, de corpulence, étant de même âge et de même sexe, pour pouvoir servir de terme de comparaison avec le malade soumis à l'examen.

Ainsi, sur quarante-deux malades atteints de coxalgie, garçons et filles, nous avons pris les mesures des deux membres inférieurs de la manière indiquée ci-dessus, pour savoir la différence qu'il y a entre chaque membre ; puis, nous avons comparé les mesures obtenues sur le membre sain, avec celles prises au même niveau qu'a fournies le membre inférieur du même côté, chez un sujet d'apparence semblable ayant les membres dans les conditions normales de développement, pour pouvoir lui adjuger approximativement un caractère hypertrophique, confirmé s'il y a lieu par des chiffres. Les résultats que nous avons obtenus auraient été certainement plus probants, si pour chaque malade particulièrement nous avions pu avoir à notre disposition, plusieurs sujets semblables servant de termes comparatifs. C'est déjà avec une certaine difficulté que nous avons pu arriver à en trouver un pour chacun de nos quarante-deux cas à étudier.

Au commencement de nos recherches nous avions essayé de voir si, par le rapport de volume et de longueur qui pouvait exister entre les membres inférieurs et les membres supérieurs il y avait possibilité d'arguer de l'hypertrophie du membre sain ; mais ces rapports nous ont paru tellement variables chez les enfants, que nous avons été forcé d'abandonner ce projet.

Pour plus de commodité, nous avons eu l'idée de présenter sous la forme d'un tableau, les mensurations en longueur et en circonférence de la cuisse et de la jambe, en séparant les coxalgies simples des coxalgies suppurées. Dans le tableau comparatif ci-après, nous avons échelonné sur une même ligne horizontale toutes les indications numériques qui ont rapport à l'enfant coxalgique et à l'enfant sain, en ajoutant à la suite les résultats différentiels, précédés du signe + ou — suivant que le côté sain de l'enfant malade est représenté par un chiffre plus ou moins élevé que celui représentant la mesure prise chez l'enfant à l'état normal. Nous avons fait une colonne spéciale pour les particularités que présentait le membre malade en indiquant en abrégé, l'abduction, l'adduction et l'extension.

Nous avons pris pour unité de mesure le centimètre.

En jetant un coup d'œil sur le tableau qui suit, on voit que dans 21 coxalgies suppurées et le même nombre de coxalgies simples, l'hypertrophie en longueur du membre opposé à la coxalgie, présente à peu de chose près le même degré de fréquence. Parmi les coxalgies suppurées, nous trouvons huit cas d'hypertrophie en longueur dans la totalité du membre. Ce sont les n°s 108, 112, 127, 158, 160, 162, 168, 177.

Nous trouvons six cas d'hypertrophie en longueur du membre chez les 21 coxalgiques simples. Ce sont les n°s 23, 52, 75, 164, 166, 195.

La différence de chaque côté est minime et paraîtrait être en faveur de la coxalgie suppurée.

Il est à remarquer que cette augmentation dans la longueur totale du membre sain, porte quelquefois plus spécialement sur un des segments de la tige fémoro-tibiale. Ainsi, dans ces coxalgies suppurées, nous voyons un cas unique d'hypertrophie limitée au segment fémoral (voir le n° 177), 4 fois elle porte sur le segment tibial seul (n°s 112, 127, 158, 162). Enfin, elle porte chez les trois malades qui restent (n°s 108, 160, 168) en même temps sur le segment fémoral et le segment tibial.

Si nous considérons les coxalgies simples, la longueur totale du membre sain présente des particularités un peu différentes : nous ne trouvons pas ici la longueur exagérée du membre portant sur le segment fémoral seul ; cet excès de longueur semble porter plus fréquemment, sur le segment, fémoral et tibial, à la fois, que sur le segment tibial seul. Nous notons deux cas seulement où l'hypertrophie est limitée au segment tibial (n°s 75 et 166) tandis que dans les quatre cas qui restent l'hypertrophie affecte les deux segments du membre (n°s 23, 52, 164, 195).

La conséquence à tirer de ces observations serait celle-ci, à savoir que c'est vers les parties inférieures du membre que l'hypertrophie en longueur du membre sain se manifeste d'une façon plus évidente, et que la jambe s'allonge dans des proportions relativement plus considérables que la cuisse.

Maintenant en examinant les résultats que la mensuration nous a fournis pour évaluer l'hypertrophie en volume du membre sain dans la coxalgie, nous voyons d'abord qu'elle est plus fréquente dans la coxalgie suppurée que dans la coxalgie simple.

D'après notre tableau, cette augmentation de volume du membre s'est rencontrée 14 fois chez 21 malades atteints de coxalgie suppurée ; dans la coxalgie simple nous ne l'avons trouvée que 9 fois sur le même nombre de malades.

Les enfants atteints de coxalgie suppurée qui présentent une hypertrophie du membre sont ceux des N^{os} suivants de notre tableau (N°s 78, 87, 108, 112, 129, 152, 160, 161, 162, 167, 168, 170, 176, 177.

Les coxalgiques simples dont le membre sain s'est hypertrophié sont ceux portant les N°s 23, 52, 75, 88, 164, 166, 187, 189 et 195.

Nous avons trouvé réunies l'hypertrophie en longueur et l'hypertrophie en volume dans les 6 cas suivants de coxalgie simple : Nos 23, 52, 75, 164, 166, 195. Dans la coxalgie suppurée, le membre sain comme on peut le voir aux Nos 108, 112, 160, 162, 168, 177, a présenté une hypertrophie en longueur en même temps qu'une hypertrophie en volume 6 fois aussi seulement.

Nous n'avons pas toujours pu évaluer en chiffres le degré d'hypertrophie du membre sain, chez un coxalgique, en comparant les mesures prises sur ce membre, avec celles prises sur celui d'un individu sain, semblable ; il s'est présenté des cas où il ne nous a pas été possible de le faire ; ainsi les différences obtenues entre les chiffres de mensuration de chacun des membres ne sont d'aucune valeur pour démontrer l'hypertrophie, si le membre servant de terme de comparaison présente un volume plus petit, ou égal au membre coxalgique.

Nous ne pouvons insister davantage sur la question d'hypertrophie du côté sain dans la coxalgie : les preuves mathématiques sont difficiles à apporter, car ce n'est que par comparaison qu'on peut procéder et pour pouvoir comparer, il faudrait avoir à sa disposition une somme de mesures constituant un étalon fixe, pour tous les âges, toutes les tailles, et tous les embonpoints. Ce phénomène physiologique, très appréciable à la vue, ne se produit pas dans tous les cas, comme nous l'avons indiqué. Il est difficile de démontrer pourquoi l'hypertrophie compensatrice se montre dans des cas et ne se produit pas dans d'autres : les circonstances et les conditions au milieu desquelles ont vécu les malades ont évidemment joué un rôle très important ; et outre la difficulté des renseignements auxquels il ne faut accorder qu'une médiocre confiance, chez les enfants qui la plupart du temps ne se souviennent pas, il y a la question de constitution de l'individu, qui imprime son action d'une façon différente sur l'organisme.

Pour nous résumer disons que chez les enfants la nutrition étant plus active qu'à un autre âge, l'accroissement se fait aussi plus rapidement ; en conséquence la différence entre les deux membres inférieurs, si l'un est atteint de coxalgie, sera d'autant plus manifeste que la maladie sera survenue à un âge plus tendre. L'hypotrophie compensatrice du membre sain, somme tonte, sera d'autant plus appréciable que la coxalgie remontera à une époque plus éloignée ; et que le malade ayant davantage marché sans se servir du membre atteint, aura gardé l'immobilité moins longtemps.

CHAPITRE III

TROUBLES DANS LA CONFIGURATION EXTÉRIEURE DU COTÉ SAIN

Nous n'avons pas fait figurer dans le tableau précédent, les mensurations du pied que nous avons prises en même temps que les autres parties du membre abdominal, chez chacun des enfants qui ont été l'objet de notre examen ; la comparaison des dimensions mesurées par le pied du côté sain, dans la coxalgie, avec celles mesurées chez chacun des sujets semblables, ayant les deux membres sains, n'a pu nous être utile en rien, pour conclure à l'hypertrophie de cette partie qui présentait le plus souvent des variations nombreuses dans les mensurations non en rapport avec le reste de l'individu.

Nous n'avons fait que constater, comme tous ceux qui l'ont fait avant nous, que les deux pieds d'un coxalgique étaient inégaux en longueur et en largeur ; c'est l'exposé numérique de ces dimensions différentes, qui nous servira de moyen de transition pour arriver à l'étude comparative du côté sain et du côté malade, sous le rapport de la configuration extérieure.

Voici pour la longueur et la largeur des deux pieds, le tableau des chiffres en centimètres, trouvés sur les quarante-deux malades que nous avons observés, en mesurant avec le même compas dont nous nous sommes toujours servi, la distance qui sépare la partie postérieure du calcanéum de l'extrémité de la petite phalange du gros orteil, et l'espace compris entre la partie la plus saillante de l'articulation métatarso-phalangienne en dedans, et celle située en dehors.

Nous nous sommes contenté de désigner les malades par leurs numéros, en rappelant l'âge, le début de la maladie et celui de la suppuration ; par conséquent, la première colonne est affectée au numéro du malade, la deuxième à l'âge, la troisième au début de l'affection, la quatrième au début de la suppuration, la cinquième contiendra les mensurations en longueur et en largeur prises sur le pied sain, la sixième les mêmes mensurations prises sur le côté malade et la septième les différences. Dans la coxalgie simple, il n'y a pas de colonne pour le début de la suppuration. A côté du chiffre indiquant la dimension en longueur du pied se trouve le chiffre de la largeur, séparé par un petit tiret.

Tableau des mensurations prises sur le pied du côté sain et du côté malade chez nos 42 cas de coxalgie.

COXALGIES SUPPURÉES

78 bis.	10 ans $^1/_2$	5 ans. .	3 ans. . .	22 —7.5	19.5 —7	2.5-0.5
85. . .	6 $^1/_2$. .	3 — . .	1 — . . .	17 —6.5	16.5 —6	0.5-0.5
87. . .	9 $^1/_2$. .	4 — . .	3 — . . .	19 —6.5	16 —6	3 -0.5
108. . .	9 $^1/_2$. .	4 — . .	inconnu. .	21 —7.25	19 —7	2 -0.25
108 bis.	16 . . .	3 — . .	1 an . . .	24 —9	23 —8	1 -1
112. . .	12 . . .	3 — . .	2 — . . .	21 —7.75	20.5 —7.5	0.5-0.25
127. . .	13 . . .	4 — . .	3 — . . .	22 —8	20 —7	2 -1
129. . .	12 . . .	17 mois	inconnu. .	20.5—8	20 —7.5	0.5-0.5
136. . .	12 . . .	inconnu	9 mois . .	20 —7.25	18.5 —7	1.5-0.25
149. . .	7 . . .	inconnu	10 mois. .	18 —6.5	17.6	1 -0.5
152. . .	10 . . .	inconnu	3 ans. . .	21 7.5	19.7	2 -0.5
158. . .	8 . . .	2 ans .	1 an . . .	20 —7	18.5 —6.5	1.5-0.5
160. . .	10 . . .	5 — . .	3 ans. . .	20 —8.5	18.7 —7	2 -1.5
161. . .	11 $^1/_2$. .	3 — . .	2 ans. . .	21 —7.5	20 —7.25	1 -0.25
162. . .	8 . . .	3 — . .	inconnu. .	19 —7	17 —6	2 -1
167 bis.	9 . . .	1 $^1/_2$ . .	inconnu. .	19.5—7.5	19 —7	0.5-0.5
168. . .	14 . . .	5— . .	3 mois . .	23 —9	22 —8	1 -1
170. . .	10 . . .	7— . .	3 ans. . .	20.5—7	18.5 —6.5	2 -0.5
176. . .	7 $^1/_2$. .	inconnu	inconnu .	18 —6.5	16.5 —6	1.5-0.5
177. . .	6 . . .	2 ans. .	1 an. . .	19 —6.5	18 —7	1 -0.5
180. . .	12 . . .	5 — . .	3 ans . .	20 —7.5	19.5 —7	0.5-0.5

COXALGIES SIMPLES

2. . .	5 ans. . .	inconnu . .	17 $^1/_2$	—6 $^1/_2$	16	—6	1.5	—0.5
23. . .	9 — . . .	inconnu . .	19	—7	17 $^1/_2$	—6 $^1/_4$	1.5	—0.75
25. . .	9 $^1/_2$ . . .	1 an $^1/_2$. . .	18	—6 $^1/_2$	17	— $^1/_4$	1	—0.25
50. . .	7.	6 mois. . .	17	—6 $^1/_2$	16	—5 $^3/_4$	1	—0.25
52. . .	10 $^1/_2$ . . .	15 mois. . .	21 $^1/_2$	—8	20 $^1/_2$	—7 $^1/_2$	1	—0.5
75. . .	9.	4 ans . . .	19 $^1/_2$	—19 $^1/_2$	18	—18	1.5	—1.5
78. . .	7 $^1/_2$ . . .	1 an $^1/_2$ . .	17	—6	17	—5 $^1/_2$	1	—0.5
88. . .	13. . . .	13 mois. . .	21 $^1/_2$	—8	21 $^1/_2$	—8	0	—0
104. . .	8. . . .	6 mois . .	17	—6	17	—6	0	—0
128. . .	13. . . .	20 mois. . .	22 $^1/_2$	—8	21 $^1/_2$	—8	1	—0
130. . .	11. . . .	2 ans . . .	20	—7.5	19	—7	1	—0.5
141. . .	15. . . .	1 an $^1/_2$ . .	21	—8 $^1/_2$	20	—8	1	—0.5
162. . .	12	6 mois. . .	22	—8	22	—8	0	—0
164. . .	10	20 mois. . .	21	—7 $^1/_2$	19	—7	2	—0.5
166. . .	7	1 an . . .	18	—7	16 $^1/_2$	—6 $^1/_2$	1.5	—0.5
167. . .	7	inconnu. .	19 $^1/_2$	—7 $^1/_2$	19	—7	0.25	—0.5
187. . .	13	17 mois. . .	22	—8	22	—8	0	—0
189. . .	10	1 an. . . .	21	—7 $^1/_2$	19 $^1/_2$	—7	1.5	—0.5
191. . .	9 $^1/_2$. . .	2 ans . . .	19 $^1/_2$	—6 $^1/_2$	18	—6	1.5	—0.5
195. . .	11	2 ans. . . .	20	—7 $^1/_2$	18	—6 $^1/_2$	2	—1
255. . .	5 $^1/_2$. . .	inconnu. .	17 $^1/_2$	—6	16	—5 $^1/_2$	1.5	—0.5

En consultant ce tableau dont les chiffres démontrent l'inégalité de développement des pieds, aussi bien en longueur qu'en largeur, et en nous reportant aux observations de chaque cas particulier, on remarque que les différences entre le pied sain et le pied malade sont en rapport avec celles qui existent du côté des membres inférieurs correspondants, considérés dans leur totalité, et qu'elles sont également soumises aux circonstances qui ont accompagné la coxalgie. Cette atrophie du pied coxalgique, que M. le professeur Verneuil a depuis longtemps signalée, a été de notre part l'objet d'une remarque que nous croyons utile de dire ici. L'arrêt de développement des parties osseuses et musculaires du pied n'apparaît pas telle qu'elle est, sous son vrai jour, car son degré d'intensité est masqué par un épaississement du tissu cellulaire sous-cutané, siégeant à ce niveau ; et c'est pourquoi, dans la coxalgie, on ne pourra juger convenablement de l'hypertrophie que peut présenter l'ensemble du pied du côté sain, qu'en faisant préalablement, abstraction de ce gonflement anormal que présente la peau du côté malade.

Comme nous l'avons dit dans notre avant-propos, c'est surtout au niveau de la ligne d'insertion des orteils à la face supérieure de la région métatarsienne et en dehors, que cette lésion nous a paru le plus manifeste.

Cette espèce d'hypertrophie de l'enveloppe extérieure du pied correspondant à la coxalgie, qui existe concomitamment avec l'atrophie des autres parties constituantes, nous l'avons constatée chez tous les enfants coxalgiques de l'hôpital de Berck, et il nous est arrivé souvent de distinguer le côté malade du côté sain, rien que par l'examen de la région métatarsienne. L'existence de ce phénomène, d'après l'opinion de notre maître éclairé, M. le Dr Cazin, opinion que nous partageons complètement, serait due à une stase du sang dans les capillaires de la peau, produite par une parésie des vaso-moteurs. En effet, dans un des points où la circulation capillaire devient plus lente, on observe un accroissement de volume et une espèce d'induration qui ici donne la sensation de pelure d'orange, sans garder l'impression du doigt, et qui avec le temps, apporte des changements dans les éléments de structure du tissu cellulaire sous-cutané qui semble plus particulièrement intéressé. Cette lésion qui existe aussi bien quand le membre malade est dans l'abduction que lorsqu'il est dans l'adduction, doit éloigner l'idée de compression des vaisseaux de la cuisse.

D'après ces raisons, on peut expliquer l'abaissement de température et la diminution de la sensibilité qu'on constate habituellement du côté du membre coxalgique. Ajoutons en outre que cette hypertrophie morbide n'existe pas seulement au pied, mais qu'elle occupe encore fréquemment une grande partie de l'enveloppe cutanée du membre abdominal, en diminuant progressivement d'intensité à mesure qu'on arrive vers les parties supérieures. Cela se comprend facilement si l'on fait la part de l'action de la pesanteur sur les parties déclives qui ici deviennent en outre cyanosées. Nous ne serons pas exclusif si nous disons de suite, que ce fait, ainsi que l'hypertrophie du membre sain, n'est pas particulier à la coxalgie, et que nous l'avons aussi remarqué dans les autres affections articulaires et osseuses intéressant le membre inférieur, les paralysies unilatérales et les autres maladies qui déterminent un ralentissement dans la circulation et la nutrition de l'un des deux membres.

Le coxalgique, comme nous l'avons déjà fait remarquer, par suite de l'impuissance de son membre malade, en vue de la station verticale, comme en vue de la marche, ne peut répartir également le poids de son corps sur les deux pieds ; il doit prendre une attitude forcée, pour s'appuyer particulièrement sur le pied du côté sain qui constitue presque à lui seul, la base de sustentation. Aussi est-il fréquent de rencontrer une différence de cambrure dans les deux pieds, résultant de la pression inégale qu'ils subissent.

Tandis que du côté malade, nous voyons le pied arrêté dans son développement, ramassé sur lui-même, tassé et comme arrondi par l'effacement des méplats et des saillies, offrir quelques-uns des caractères du pied bot équin, le pied du côté sain présente, au contraire, une suface d'appui plus étendue qu'à l'état normal ; les moyens d'union des différentes articulations qui le composent sont plus relâchés, les espaces interdigitaux sont plus accusés, et toutes les parties qui constituent cette base d'appui unifiée sont plus étalées comme pour agrandir sa surface de contact avec le sol, et s'y poser plus facilement d'aplomb. Avec le temps et par l'excès de travail qu'est obligé de fournir le pied sain, il s'y produit des déformations : ainsi la face plantaire qui, à l'état normal, offre un certain degré de voussure avec trois points d'appui, la tubérosité du calcanéum et les extrémités des premier et cinquième métatarsiens, peu à peu s'affaisse et devient effondrée.

Cet effondrement de la voûte plantaire influe sur la longueur totale du pied qui est augmentée et détermine une descente des deux malléoles, ce qui diminue d'autant la mensuration de la taille.

La conformation générale du pied sain rappelle alors celle du pied plat ; il repose en effet surtout sur son bord interne, le bord opposé paraissant un peu relevé et porté en dehors. En outre, le prolongement du calcanéum, en arrière, est exagéré, et fait paraître le pied dans une légère flexion sur la jambe. Enfin la saillie de la malléole interne et l'effacement de la malléole externe sont des caractères communs à ce genre de difformité.

Nous avons pu juger facilement des changements opérés du côté du pied sain en voyant marcher pieds nus des enfants coxalgiques, sur le sable fin de la plage de Berck : quelques instants après que la mer s'est retirée, les empreintes, ainsi marquées, représentent exactement le moulage des pieds. En dehors des inégalités de dimensions et des déformations précitées, nous avons pu constater que les empreintes ne sont pas d'une égale profondeur et que les plus profondes appartiennent au membre sain.

Ces diverses modifications que nous venons de décrire du côté du pied coxalgique et du côté du pied resté sain, auront l'avantage, tout en révélant les différences notables qui existent entre les extrémités inférieures chez un coxalgique et chez un individu à l'état normal, de nous permettre de résumer en quelques lignes, les traits principaux qui caractérisent le côté sain dans la coxalgie.

Nous avons dit que par le fait seul de l'hypertrophie d'un des membres inférieurs (hypertrophie unilatérale de M. Trélat) on pouvait croire à une maladie de la hanche, à cause des déviations du bassin et de la colonne vertébrale et aussi de l'allongement des os du membre, qui en résulte. Quand il s'agit de coxalgie et que le membre sain est hypertrophié, ce membre comparé au membre malade fera ressortir davantage les lésions primitives de la maladie avec leurs conséquences immédiates, car outre les modifications nouvelles que lui imprime cette hypertrophie, il y a encore les modifications que comporte l'attitude compensatrice, comme nous l'avons dit dans le chapitre des déviations. Le tronc, par contre-coup, subira des changements qui s'harmoniseront avec ceux des membres, et si l'hypertrophie qui est si bien marquée au membre sain, est difficile à constater du côté correspondant à l'abdomen et au thorax, les troubles dysmorphiques des deux moitiés latérales de ces régions sont en retour facilement appréciables. C'est surtout dans la station verticale qu'il faut examiner la configuration extérieure du côte sain dans la coxalgie. Presque tout le poids du corps repose sur le membre sain, le pied du côté malade, qui repose sur le sol, quand il y repose, ne fait que maintenir l'équilibre.

En touchant les cuisses et les jambes, on s'aperçoit facilement que les muscles du côté sain sont plus fermes, plus saillants, mieux nourris que ceux du côté coxalgique qui sont flasques et atrophiés. Du côté sain, les formes de la cuisse et du mollet sont vigoureusement accentuées; tout le membre est tendu, développé, et présente des faisceaux musculaires ramassés sur eux-mêmes dont la puissance active se traduit à travers la peau par des reliefs que limitent ordinairement des sillons plus ou moins marqués. L'autre membre au contraire, est comme relâché, dépourvu de saillies musculaires, ayant, d'après l'expression de M. de Saint-Germain, l'aspect de celui des poupées en peau, bourrées de son ; il est grêle, amaigri, il paraît vivre comme à regret, d'une vie passive. Par le fait de l'hypertrophie du côté sain, il y a saillie moindre de l'épine iliaque, de la rotule, etc. et de toutes les éminences osseuses, chacune étant considérée isolément. Le rebord formé par la crête iliaque saine, offre une épaisseur anormale.

Dans la coxalgie avec adduction qui est la plus fréquente, le membre sain présente les caractères de l'abduction compensatrice, et l'épine iliaque, l'articulation coxo-fémorale, le condyle interne du fémur, sont presque sur le même prolongement. Il y a allongement apparent du membre avec rotation fréquente en dehors. La figure géométrique représentée par la vulve et le sillon des aines chez les filles, et dénommée *trident vulvaire* par M. Verneuil, est de forme irrégulière, c'est-à-dire que la fente vulvaire n'est pas située au milieu des deux plis inguinaux. Le pli du côté sain est plus effacé, moins long, avec abaissement et épaississement plus apparent de la grande lèvre correspondante. Chez les garçons il y a abaissement du scrotum. La fesse présente une surface plus large, elle est plus aplatie, le pli interfessier a une direction oblique de haut en bas, de dedans en dehors. Le pli sous-fessier est abaissé par rapport à celui du côté opposé qui est élevé. Les deux épines iliaques ne sont pas situées sur une même ligne horizontale, celle du côté malade étant remontée par suite de l'inclinaison du bassin. Tout le membre soumis à l'examen, et l'épine iliaque correspondante, sont sur un plan postérieur comparativement à ce qui a lieu du côté malade. La gouttière trochantérienne est plus accusée qu'à l'état normal. En continuant l'examen vers le tronc, on voit qu'il y a une différence notable entre la partie latérale correspondante du membre sain et l'autre moitié. Comme nous l'avons déjà dit, la colonne vertébrale dans la coxalgie avec adduction du membre malade décrit une double courbure au niveau de la région dorso-lombaire, une courbure antéro-postérieure, et une courbure latérale à convexité tournée du côté sain. Il résulte de là, que le tronc est asymétrique. La distance du creux de l'aisselle à la crête iliaque du côté sain est augmentée, et cette ligne est à peu près droite. Pour contrebalancer la tendance qu'a la ligne du centre de gravité qui suit la direction du membre sain à s'incliner en avant, l'extension du tronc s'exagère du côté sain, la peau devient tendue, les côtes présentent un développement plus considérable, et les espaces intercostaux sont plus élargis. Du côté malade, au contraire, l'intervalle qui sépare les fausses côtes de la crête iliaque est diminué, et forme une dépression sillonnée de raies transversales.

En avant, la ligne sterno-pubienne décrit une courbe à convexité tournée du côté sain; l'épaule de ce côté est plus élevée, et le sein paraît plus saillant.

Dans la coxalgie avec abduction du membre malade, le membre du côté opposé se met dans l'adduction compensatrice, et présente à la vue un raccourcissement apparent en même temps que de la rotation en dedans; l'épine iliaque du côté sain est portée en avant et paraît remontée par suite de l'abaissement de l'épine du côté malade. Le trochanter est plus saillant, le pli inguinal est plus profond, la grande lèvre ou le scrotum semble porté en avant et en haut. Le pli sous-fessier est élevé comparativement à celui du côté opposé qui est abaissé, et le sillon inter-fessier est incliné du côté malade. Pendant que la fesse du côté malade est étalée, celle du côté sain forme un relief très accusé. La colonne vertébrale présentant une courbure à concavité tournée du côté sain, la moitié du tronc de ce côté en subira les conséquences. L'espace iléo-costal est moins étendu du côté sain que du côté malade. La poitrine et l'abdomen répétant la courbure du rachis, les déformations du tronc se produisent au sens contraire de celles que nous avons observées tout à l'heure quand le membre sain était dans l'abduction.

Outre ces caractères très accusés que nous venons de signaler, et qui différencient le côté sain du côté malade dans la coxalgie, nous voyons la peau présenter de réelles modifications : au niveau du membre malade, elle revêt un aspect terreux, blafard ; elle est sèche et flasque au toucher ; de couleur plus ou moins violacée vers les parties inférieures, elle peut devenir rosée à la naissance de la cuisse, sous l'influence de l'inflammation qui souvent produit du gonflement et des abcès fistuleux. La peau du membre sain au contraire offre une teinte claire et transparente ; elle est souple et ferme à la fois ; élastique, elle revient sur elle-même par l'effet de sa contractilité, et présente tous les attributs d'une santé active. Rappelons enfin pour terminer ce chapitre l'abaissement de température du membre malade, qui, en outre présente fréquemment un développement exagéré du système pileux, et des troubles de la sensibilité, qu'il est facile d'apprécier en piquant avec une épingle la face postérieure des cuisses : on remarque alors que le côté sain se contracte, et que le malade serre les fesses, tandis que le côté malade reste flasque sous la piqûre.

DEUXIÈME PARTIE

PHÉNOMÈNES D'ORDRE PATHOLOGIQUE

Aux phénomènes de compensation que nous venons d'étudier du côté opposé à la coxalgie, peuvent se joindre divers troubles pathologiques plus ou moins fréquents, suivant leur nature. En général, c'est la même influence qui les produit. Nous avons vu, dans la station verticale et la marche, que par suite de l'impuissance du membre coxalgique, le membre sain formait presque à lui seul la base de sustentation. Partant de là, les malades qui doivent ramener la ligne de gravité sur ce membre pour empêcher le poids du corps de se porter sur le membre infirme, prennent des attitudes anormales, en concentrant tous leurs efforts du côté résistant ; de sorte que la pression verticale, ajoutée au déploiement de la puissance musculaire, en agissant sur l'appareil de sustentation, tend incessamment à augmenter les courbures, les inclinaisons des os, à déprimer les substances flexibles, placées dans leur intervalle, à écraser les surfaces articulaires elles-mêmes, et à vaincre la résistance des ligaments et des muscles distendus. C'est pourquoi, des phénomènes dits compensateurs aux phénomènes pathologiques il n'y a qu'un pas. En parlant de la configuration extérieure du pied sain, nous avons vu le relèvement de son bord externe, qu'on peut attribuer particulièrement à la contraction des péroniers latéraux, ayant pour but de maintenir le pied appliqué au sol. Cette attitude vicieuse du pied, qui est dans une légère adduction, contribue à mettre sur la même ligne de niveau, la malléole externe et la malléole interne, en produisant mécaniquement l'abaissement de cette dernière. Favorisée par le poids du corps, peu à peu la déformation se propage du côté de l'articulation du genou ; en raison de la répartition vicieuse de l'effort nécessaire au maintien de l'équilibre, le condyle interne du fémur détermine une saillie en dedans, et il se produit en dehors un affaissement de la tubérosité externe du tibia, qu'on peut attribuer à l'allongement des ligaments internes de l'articulation, toutes choses qui contribuent à donner au genou l'aspect légèrement cagneux, avec projection de la jambe en dehors.

La disposition du condyle interne qui, à l'état normal, descend un peu plus que l'externe, est ici exagérée, et les mouvements de latéralité sont plus accentués. Nous avons vu cette déviation du genou en dedans du côté sain, assez accusée pour simuler un genu vulgum, qui serait survenu progressivement, à la suite d'une coxalgie remontant à 4 ans, chez un petit garçon de 10 ans, Guillaume L, entré en avril 1882 au petit hôpital payant de Berck. Cet enfant, examiné debout, se tenait dans la position hanchée, et présentait le membre inférieur du côté de la coxalgie, fixé dans l'abduction. Le membre sain, dans sa totalité, formait une ligne brisée en Z, la cuisse portée dans l'adduction, et la jambe dans une abduction très marquée, pendant que le pied tourné en dehors reposait sur son bord interne.

Il y a tout lieu de croire que, d'après cette observation d'autant plus remarquable qu'il s'agissait d'une coxalgie avec abduction du membre correspondant, et adduction de la cuisse saine, la cause de cette saillie du condyle interne du fémur, et du renversement du pied un peu en dehors du côté sain, chez les coxalgiques se tenant debout, est due à la nécessité d'élargir la base de sustentation, pour maintenir en équilibre tout le poids du corps supporté spécialement par le membre sain : la marche, en mettant en jeu des efforts musculaires plus considérables, ne fait qu'aggraver cette déviation.

Parmi les lésions du même genre qui offrent un intérêt tout spécial, nous devons noter la déformation du bassin qui, chez les filles atteintes de coxalgie, doit plus tard jouer un rôle important au point de vue de l'accouchement.

En ne nous occupant que des déformations que présente la moitié du bassin correspondant à la hanche restée saine, nous nous sommes inspiré de ce qui a été dit par un des auteurs les plus compétents, M. le Dr Gueniot, en 1869, dans son ouvrage sur les *Luxations coxo-fémorales, soit congénitales, soit spontanées, au point de vue des accouchements.*

L'influence de la claudication étant un vice commun à beaucoup d'infirmités, peut être considéré à titre d'élément principal dans la coxalgie, pour ce qui concerne la moitié saine du bassin. Ce n'est, il est vrai, qu'à la condition d'avoir une date déjà un peu ancienne sans que l'enfant ait cessé trop longtemps de marcher, que la coxalgie alors ainsi caractérisée, doive déterminer les altérations que nous avons en vue ici. Chez les enfants, l'influence de l'attitude est toujours très puissante, et les pressions mécaniques, alors que les pièces sont encore flexibles, pourront engendrer à *elles seules* les vices de conformation du côté sain du bassin. Nous trouvons dans le travail de M. le Dr Guéniot quelques mots à l'appui de ce que nous avançons, lorsqu'il dit que la claudication, de quelque source qu'elle provienne, qu'elle dépende d'une malformation de la tête fémorale, ou de la cavité cotyloïde, peu provoquer des altérations dans la forme normale du bassin par les pressions anormales qu'elle détermine.

Sous ce rapport, le bassin coxalgique, et le bassin iléo-fémoral (luxation unilatérale) sont comparables, quand il s'agit de la moitié saine seulement. Dans les deux cas, le malade affecté de claudication reporte instinctivement et toujours le poids du corps sur le membre sain. La tête fémorale saine, et par réaction, l'os iliaque correspondant, supporte une pression exagérée : d'où le redressement et la courbure interne de l'os iliaque, non encore ossifié complètement, sur la cavité du bassin.

En conséquence la déformation pelvienne, limitée ici à la partie correspondante au membre sain, présentera les mêmes caractères. Nous emprunterons à M. Guéniot, pour le sujet qui nous occupe, la description des phénomènes produits du côté indemne dans la luxation fémorale simple, auxquels il assimile les phénomènes fournis par la claudication, indépendante d'une luxation de la hanche. « L'os iliaque du côté sain se redresse vers la cavité du bassin dans toute la partie correspondante au cotyle ; mais ce n'est pas tout; la courbure ne se laisse pas redresser et comme écraser sans réagir à son tour sur les deux extrémités à la manière d'une voûte qui se laisse plus ou moins déprimer. La symphyse pelvienne qui constitue l'une de ces extrémités se laisse rejeter un peu en dehors de la ligne médiane. Sur quelques bassins, j'ai trouvé ce déjettement égal à plus d'un centimètre, et l'os iliaque du côté de la claudication subit lui-même cette influence à un faible degré. De là son recul en arrière, recul bien manifeste en quelques cas.

A l'extrémité postérieure de la courbe iliaque, l'effet de l'écrasement ne se traduit plus par de semblables résultats. Le sacrum résiste, mais la trace d'une pression insolite ne s'en fait pas moins sentir. J'ai en effet, constaté plusieurs fois, au niveau de la symphise sacro-iliaque une double arête formée par le rebroussement en avant des deux bords contigus du sacrum et de l'os des îles. Cette arête est tout à fait comparable à celle qu'il n'est pas rare de rencontrer dans les bassins normaux, dans la symphyse pubienne. Et ici, c'est la même cause qui détermine sa formation, c'est-à-dire les pressions exagérées que cette articulation subit, même dans l'état physiologique. »

Dans un autre passage, il ajoute que par suite du déjettement en arrière de la moitié du bassin correspondant à la claudication, la symphyse sacro-iliaque se trouve un peu reculée, et ce que le diamètre du côté sain a perdu de longueur en avant par le redressement de la courbure iliaque de ce côté, il le regagne partiellement en arrière, tandis qu'il n'existe pas de compensation pareille pour la distance sacro-pectinée.

En résumé, le bassin coxalgique, par suite des tractions musculaires et ligamenteuses qui viennent s'ajouter aux pressions osseuses, subit des altérations dans chacune de ses deux moitiés et ces altérations sont asymétriques. La moitié correspondante au membre sain est moins large qu'à l'état normal, et cela, d'autant plus que les parties composantes de la moitié saine ont subi une épaisseur exagérée.

Au nombre des lésions de même ordre qu'on rencontre sur la moitié du corps opposée à la coxalgie, nous pouvons ranger la contracture du muscle carré des lombes, que nous avons entendu signaler par M. le professeur Verneuil.

La cause de ce phénomène peut-elle être attribuée à la rétraction succédant à la contraction tonique, persistante, due aux efforts incessants que nécessite le maintien de l'équilibre sur le membre sain? Nous ne saurions rien affirmer.

En dehors des difformités que nous venons de passer en revue, nous avons à signaler quelques manifestations morbides d'un autre ordre, qui diffèrent des précédentes en ce qu'elles ne dérivent pas immédiatement et nécessairement du rôle nouveau qui incombe au côté sain.

Chez quatre-vingt-quinze enfants coxalgiques, nous avons rencontré quatre cas de hernie inguinale, dont le siège affectait l'aine correspondante au membre sain. Chez ces malades, le membre affecté était dans la flexion et l'adduction, et l'autre dans l'abduction, pour les besoins de la station verticale. L'ensellure comprenant la flexion, il y avait projection des viscères en avant, avec distension des parois abdominales. Nous savons que, dans la coxalgie, avec l'adduction du membre malade, le tronc est incliné vers le membre sain, et que de ce côté le flanc est aplati, et non concave comme du côté atteint. La distance de la crête iliaque au creux de l'aisselle du côté sain est plus longue du côté sain, à cause de l'extension de cette moitié du tronc. Dans les conditions de la station debout et de la marche qui exigent des efforts dirigés surtout de ce côté les contractions musculaires répétées déterminent sur les intestins une pression supérieure à la résistance des parois abdominales, qui s'affaiblissent, et perdent leur élasticité par leur distension exagérée.

L'anneau inguinal, qui est un des points les plus vulnérables se dilate peu à peu et d'autant plus facilement que le membre correspondant est dans l'abduction, et que rien ne s'oppose à la sortie de la hernie ; l'adduction prédispose moins à cette affection, à cause de la coïncidence de la flexion du membre, qui constitue un appui résistant à la paroi abdominale inférieure, un peu à la façon d'une pelote de bandage.

Par suite d'efforts musculaires excessifs, citons encore un cas de hernie de la synoviale du volume d'une noix, survenue après une promenade un peu longue, au niveau de la malléole externe et en avant, du côté du membre sain, chez une petite fille atteinte de coxalgie gauche, Clara G. qui porte le n° 164 de notre grand tableau.

Qu'il nous suffise d'ajouter, pour compléter le chapitre qui a trait aux phénomènes pathologiques du côté sain, qu'on peut quelquefois rencontrer des cas de tumeur blanche du genou, des ostéites de la jambe et du pied qui affectent le côté opposé à la coxalgie, et qui sont consécutifs à cette maladie. La coxalgie double se rencontre aussi, mais plus rarement. De même que les engorgements ganglionnaires de l'aine qui se montrent souvent des deux côtés, on peut considérer ces lésions secondaires comme la preuve la plus irrécusable de la nature scrofuleuse de la coxalgie.

UTILISATION DU COTÉ SAIN DANS LE TRAITEMENT DE LA COXALGIE

Dans la thérapeutique de la coxalgie, nous savons que le principe de l'immobilisation n'est véritablement devenu une méthode de traitement que depuis l'époque de Brodie; en parlant de la coxarthrocace au début, il s'exprime ainsi : « Tous ces symptômes peuvent disparaître au bout de quelques semaines, si le malade garde le lit et la position horizontale. » Aujourd'hui, tous les chirurgiens reconnaissent la valeur et l'efficacité de ce mode de traitement, et entre autres M. le professeur Lefort, qui, dans ses leçons sur la résection articulaire, dit en parlant de la coxalgie : « A la première période, la lésion dominante est l'inflammation ; il faut à tout prix triompher de cette inflammation, et *il n'est pas en chirurgie de meilleur antiphlogistique que l'immobilité.* »

Soit que le chirurgien recherche le rétablissement complet des fonctions de la hanche, et c'est ce qu'il doit faire dans tous les cas possibles, surtout au moment du début des lésions, soit qu'il ait des raisons pour rechercher, au contraire, la terminaison par ankylose, son but doit être de guérir au plus vite le malade. L'immobilité dans les deux cas sera le mode de traitement le plus sûr ; et, dès ors, tout l'art consiste à fixer le moment où il faut la faire cesser. Aussi, quand il y aura lieu d'espérer une guérison sans ankylose, l'immobilité seule, d'abord, sera essayée, en ayant soin de ne pas la prolonger au-delà de vingt à trente jours. L'immobilité jointe à une bonne position donnera de bons résultats dans les cas de douleur vive et de tuméfaction de la jointure ; il ne faut pas craindre de la prolonger pendant longtemps, si l'ankylose paraît devoir être une terminaison heureuse.

Dans l'étude des symptômes de la coxalgie, nous venons de voir ce qui se passe du côté du corps opposé à la maladie. En considérant l'ensemble des modifications qui, du côté malade, réagissent sur le côté sain, il est logique de supposer que dans le traitement d'une pareille affection qui influe sur une fonction de l'organisme desservie par deux facteurs égaux et symétriques, on doive, suivant les circonstances, faire partager à l'un des facteurs, l'application des procédés combinés et dirigés en vue du rétablissement de son congénère dans la plus grande partie de ses fonctions et de ses attributs.

C'est pourquoi, sans avoir la prétention de dire quelque chose de nouveau, nous nous bornerons à faire une simple revue des moyens de traitement, ou mieux des principaux appareils de coxalgie, où le côté sain a été ou est utilisé.

Le premier moyen, le plus anciennement mis en pratique, est le repos complet des deux membres inférieurs ; encore maintenant, tout à fait au début de la coxalgie, souvent on se borne à coucher l'enfant au lit, et à l'em pêcher de se lever, et de se servir de son membre malade. Au bout de quinze ou vingt jours, M. de Saint-Germain, suivant les cas, et quand il peut faire exécuter l'extension et l'abduction forcée sans douleur, permet un peu de marche à l'aide du chariot flamand, modifié par M. Monlon. Avec cet appareil, le petit malade est soutenu sous les aisselles, du côté sain comme du côté malade, par deux béquillons qui remplacent l'ancienne plate-forme sur laquelle ils sont fixés.

En immobilisant les malades dans le décubitus, Blandin plaçait une alèze de chaque côté au niveau des malléoles, et fixait les membres au lit. Une autre alèze passait sous les deux aisselles, et était attachée à la tête du lit pour la contre-extension.

Pour les appareils immobilisateurs, on les construit de façon à ce que les deux membres soient placés parallèlement dans l'axe *même du corps.*

Dans l'appareil de Guersant, il y a deux attelles symétriques en bois, *un peu plus longues qu'une béquille,* appliquées sur la face externe du membre sain et du membre malade; elles dépassent en bas la plante des pieds, et se prolongent en haut jusqu'aux aisselles, sans gêner les mouvements des bras. Supérieurement, ces attelles sont échancrées en béquilles; inférieurement elles s'enfourchent dans une plaque en bois transversale, qui donne en même temps attache aux liens extenseurs qu'on fixe aux pieds. Ces attelles sont fixées aux deux membres par des lacs. Un bandage de corps fixe le tronc aux attelles.

M. Marjolin place sur le membre malade et sur le membre sain un bandage roulé. Il dispose ensuite des attelles internes qui n'ont que la longueur des membres, et des attelles externes qui se prolongent jusqu'à la base de la poitrine. Il applique alors un bandage dextriné sur le membre malade, en le faisant monter jusqu'à la base de la poitrine, de manière à embrasser les deux attelles, qu'il fixe aux parties latérales du tronc.

L'appareil de Mathieu qui a pour but de transmettre le poids du tronc par des tiges articulées à la place des membres, est construit également de manière à utiliser le côté sain. Il se compose d'une ceinture où sont annexées deux béquilles qui soutiennent les aisselles ; cette ceinture emboîte la partie inférieure du bassin, et prend son point d'appui sur le sommet des deux trochanters. Tout le poids du tronc est transmis à la ceinture. A la partie inférieure, il existe un système de colonnes superposées, qui transmet à son tour au sol le poids du tronc, sans qu'il passe par les fémurs.

L'immobilisation dans la gouttière de Bonnet est un des moyens le plus souvent employés ; il porte également sur les deux membres inférieurs. Quelquefois, dans les cas d'abaissement de l'épine iliaque du côté malade, M. le Dr Cazin produit l'extension sur le pied sain à l'aide d'une guêtre qu'il fixe à l'appareil ; la contre-extension est produite par un lien en caoutchouc qui passe dans le pli de l'aine du côté malade.

La gouttière de Bonnet a été remplacée, à cause de son prix, par la claie d'osier matelassée de Bastien, ayant une longueur de 0 m. 50 plus longue que le malade, et disposée de façon à ne pouvoir se ployer que latéralement. Une ouverture est pratiquée au niveau de l'anus. L'enfant est placé sur le dos, et on maintient rapprochés les deux bords de la claie par des cerceaux, ou des courroies ; il est de la sorte immobilisé tout entier.

L'appareil Perrochaux-Cazin, employé à Berck, est une sorte de lit en bois blanc qui peut servir à des enfants de taille différente. Des coussins sont adaptés à la forme du lit. Les deux membres sont fixés par des bandes, et un mécanisme très simple, permet de remédier à la flexion du côté malade, au moyen d'un double plan horizontal situé sous chaque fesse, pouvant à l'aide de vis donner lieu à des mouvements d'abaissement ou d'élévation combinés de façon à rétablir graduellement l'égalité de plan des deux épines iliaques. L'extension sur le pied sain et la contre-extension se font comme M. Cazin l'a indiqué dans l'appareil de Bonnet, et pour les mêmes cas, mais le pied malade est laissé libre, et le membre n'est maintenu que par quelques tours de bande.

Cet appareil, présenté à la Société de chirurgie par M. le Dr Cazin en 1876, est destiné à remplacer avantageusement la gouttière de Bonnet. Il a été, avec la modification que nous venons de décrire, présenté à l'Académie en 1882 par le Dr L. Labbé au nom du médecin de Berck (Voir le Bulletin de l'Académie).

En dehors de ces appareils immobilisateurs des deux membres, on peut, quand l'enfant est capable de marcher, tirer un grand avantage, dans les cas d'élévation de l'épine iliaque du côté de la coxalgie avec raccourcissement du membre correspondant, d'un bottine à talon élevé, du côté sain, avec poids (semelle de plomb) du côté malade. (Traitement américain).

M. le Dr Cazin fait porter un appareil en acier sur les

deux membres inférieurs, venant prendre son point d'appui sur une cuirasse lombo-thoracique en cuir moulé. Une traction est exercée sur le pied du côté malade, à l'aide d'une guêtre, le malade marche alors sur une semelle fixée à l'appareil. Cet appareil qui n'est utilisable qu'après guérison modifie heureusement les déformations dans les cas de raccourcissement.

CONCLUSIONS

Le côté sain dans la coxalgie subit des modifications variables dans son attitude, sa forme, sa vitalité, en rapport avec les altérations du côté malade.

La position du membre malade détermine celle du membre sain.

L'abduction du membre malade entraîne l'adduction du membre sain et réciproquement.

Quand le membre sain présente un raccourcissement apparent, le membre malade est dans l'abduction.

Dans la coxalgie l'articulation coxo-fémorale saine constitue en général le centre des mouvements de compensation.

L'hypertrophie, dite compensatrice du membre sain, est liée à l'incapacité du membre malade : elle porte sur la longueur et la circonférence du membre.

Dans les conditions ordinaires de l'état général, l'hypertrophie du membre sain et d'autant plus prononcée que la coxalgie est plus ancienne, et que l'enfant a pu se livrer davantage à l'exercice de la marche, sans se servir de son membre malade.

La plus grande partie du poids du corps est supportée par le membre sain.

Le pied coxalgique présente une hypertrophie morbide de la peau, dont le siège principal est situé au niveau de la moitié externe de la région métatarso-phalangienne.

Il faut, lorsqu'on veut évaluer le véritable degré d'atrophie du membre coxalgique, avoir soin de faire la déduction de l'hypertrophie compensatrice du membre sain quand on compare les deux membres à l'aide de la mensuration.

La coxalgie avec claudication occasionne du côté du pied sain, une déformation rappelant la variété valgus appelée pied plat. Il existe également des déformations du côté du genou et du bassin.

On utilise quelquefois le côté sain, dans le traitement de la coxalgie.

Imprimerie C. DERENNE, Mayenne. — Paris, boul. St-Michel, 52.

www.ingramcontent.com/pod-product-compliance
Lightning Source LLC
LaVergne TN
LVHW020032170826
845678LV00001B/220